Theresa N. Lonappan
D. Sarada

Saúde reprodutiva e educação em competências de vida para as raparigas adolescentes

Theresa N. Lonappan
D. Sarada

Saúde reprodutiva e educação em competências de vida para as raparigas adolescentes

Manual de Formação de Formadores (TOT)

ScienciaScripts

Imprint

Cover image: www.ingimage.com

This book is a translation from the original published under ISBN 978-3-659-79958-7.

Publisher:
Sciencia Scripts
is a trademark of
Dodo Books Indian Ocean Ltd. and OmniScriptum S.R.L publishing group

120 High Road, East Finchley, London, N2 9ED, United Kingdom
Str. Armeneasca 28/1, office 1, Chisinau MD-2012, Republic of Moldova, Europe
Managing Directors: Ieva Konstantinova, Victoria Ursu
info@omniscriptum.com

Printed at: see last page
ISBN: 978-620-8-28323-0

PREFÁCIO

Este manual foi preparado com o objetivo específico de esclarecer as mentes jovens sobre questões relacionadas com a saúde reprodutiva, visões saudáveis e holísticas da sexualidade e competências práticas para a vida. Procura capacitar os formadores, entre muitos outros, com os conhecimentos corretos sobre estas questões, inculcar uma compreensão empática em relação aos jovens e remover inibições desnecessárias para que possam comunicar com os formandos de forma confortável e eficaz sobre estas questões sensíveis. Procura fornecer a informação necessária sobre uma variedade de tópicos, como se segue: Adolescência e puberdade, Sistema reprodutivo, Puberdade, Sexualidade e comportamento, Conceção, Direitos reprodutivos, Gravidez, Aborto, Infecções sexualmente transmissíveis, Competências para a vida - 10 competências essenciais - OMS, Relacionamento e Paternidade responsável.

É verdade que já existem vários livros de texto e materiais de referência nesta área; no entanto, sinto a necessidade de elaborar um manual que seja simples e de fácil utilização para os formadores e que, ao mesmo tempo, não dilua ou distorça os factos básicos. As conclusões e convicções a que cheguei neste manual são o resultado da opinião de peritos, mães e alunos sobre a escala de identificação das necessidades educativas em matéria de saúde reprodutiva e competências para a vida, bem como da análise e das respostas dadas por 300 alunos do grupo etário dos 16 aos 19 anos a 190 perguntas sobre conhecimentos, atitudes e práticas em matéria de saúde reprodutiva, saúde geral, estado nutricional, atividade física e competências para a vida, e ainda da minha experiência pessoal com raparigas adolescentes e os seus problemas durante mais de duas décadas.

Para satisfazer as necessidades de saúde reprodutiva e sexual dos adolescentes da atualidade, é necessário fornecer-lhes informação e educação que os ajude a atingir um certo nível de maturidade, para que possam tomar decisões responsáveis nas suas vidas. A informação correta no momento certo é realmente crucial para que compreendam a sua sexualidade e se protejam de infecções sexualmente transmissíveis, de gravidezes não desejadas e do subsequente risco de vida. Estes programas de sensibilização devem ser dirigidos não só aos jovens, mas também a todos aqueles que estão em posição de os orientar e aconselhar. Podem ser os pais, as famílias, as escolas, os prestadores de serviços, as instituições, os meios de comunicação social e os grupos de pares. Os conteúdos devem abordar não só a informação baseada nos conhecimentos, mas também os aspectos atitudinais e comportamentais. Isto, por sua vez, exige que os educadores estejam equipados com conhecimentos e competências adequados para lidar com estes temas sensíveis, clarificar valores e orientar na resolução de problemas; precisam também de envolver os seus adolescentes para aprenderem sobre os seus sistemas de valores, crenças e convicções.

A consciencialização da sexualidade é o fator mais significativo necessário para levar uma vida segura e com sentido. As práticas educativas habituais são muito simples de aprender, mas não podemos considerar a educação sexual na mesma linha. A educação sexual não é apenas ensinar às crianças alguns factos sobre a sexualidade. É antes um ensino sobre a sua própria personalidade. Por isso, tem de incluir a importância fisiológica, psicológica, cultural e social para salvaguardar a saúde das raparigas adolescentes. Quando as adolescentes são apoiadas e encorajadas por adultos atenciosos, crescem de forma saudável e inimaginável, tornando-se membros da nossa sociedade com recursos e que contribuem para a mesma. Com a sua criatividade, energia e entusiasmo, os jovens podem mudar o mundo de forma maravilhosa, tornando-o um lugar melhor não só para eles mas para todos.

É meu sincero desejo e esperança que este manual sirva como uma ferramenta útil e prática para o trabalho exigente com os adolescentes. Por último, durante as duas últimas décadas de ensino no sistema de saúde, tive em mente a possibilidade de elaborar um manual para os formadores e, com a elaboração deste manual, o meu sonho tornou-se realidade.

RECONHECIMENTO

Gostaria de deixar registados os meus sinceros sentimentos de profunda gratidão para com a minha mais respeitada e querida orientadora, a Professora D. Sarada, M.Sc.Ph.D., docente do Departamento de Ciências Domésticas, Sri Padmavati Mahila Visvavidyalayam, Tirupati e Reitora, Relações Internacionais, que tem sido uma excelente professora e guia inspiradora em todo o processo de preparação deste manual e também da minha tese de doutoramento. A sua crítica construtiva e a sua intervenção atempada ajudaram-me a fazer deste manual uma ferramenta eficaz para os formadores. Sem a sua ajuda dedicada e amigável, este manual não teria visto a luz do dia.

Todos os diretores dos seis Junior Colleges, nomeadamente, St. Mary's, St. Anne's, Wesley's, St. Joseph's, Key's e Kasturba Gandhi's, merecem os meus sinceros agradecimentos por me terem dado a autorização necessária para realizar as entrevistas com os seus alunos; não posso esquecer os 300 alunos que participaram entusiasticamente no estudo.

Estou profundamente grato a todos os meus amigos e simpatizantes, incluindo o Prof. Dr. Stephen Jayard Susainathan, da Faculdade de Filosofia de Jnana-Deepa Vidyapeeth, Pune, pela sua assistência na preparação do manual e pela sua ajuda oportuna no processo da minha tese de doutoramento.

Gostaria também de agradecer à gráfica Sri Prabha Graphics, Tirupati, pela sua cooperação na impressão do manual.

Agradeço de todo o coração à Ir. Philomena Thomas, a minha superiora provincial, pelo seu apoio e encorajamento constantes no meu trabalho de investigação. Estou grata às minhas Irmãs da Comunidade do Convento Vijay Marie, Khariatabad, e do Convento Capitanio, Begumpet, Hyderabad, pelo seu acompanhamento encorajador. Devo a minha gratidão ao corpo docente da Escola Superior de Enfermagem Vijay Marie pela sua ajuda no processo de recolha e registo de dados. Escusado será dizer que senti a mão do Todo-Poderoso a guiar-me e a fortalecer-me durante todo o processo de investigação do doutoramento. Curvo a minha cabeça perante Ele, num gesto de gratidão e rendição!

PREÂMBULO

A adolescência é um **período que é indispensável atravessar na vida de uma pessoa. Será que é o** fim da infância? É uma transição da infância para a idade adulta e não é certamente suave nem traumática. As mudanças biológicas/fisiológicas, tanto na mente como no corpo, acabam por abrir caminhos para a auto-iluminação e para a auto-confiança - as palavras-chave que estão na base do conceito de elaboração deste pequeno manual. Está escrito numa linguagem simples sem comprometer a nomenclatura científica. Estou de facto feliz e orgulhosa da Ir. Theresa N. L. por este sólido produto, pois este trabalho enriquecido será certamente uma grande ajuda para todos os formadores, professores e pais, primeiro para a sua própria compreensão destes importantes assuntos e também para o esclarecimento dos seus filhos e estudantes confiados aos seus cuidados.

A Ir. Theresa N.L. deve ter-se esforçado muito na elaboração deste manual, como se pode ver pelo **conteúdo,** pela **apresentação e pela explicação dos conceitos. A "sexualidade e a saúde reprodutiva" é um domínio que é esquecido** ou negligenciado no nosso país, a coberto do pudor. Os efeitos negativos desta negligência são uma lacuna no nosso sistema educativo. O seu impacto é avassalador, levando os adolescentes imaturos a estragarem-se a si próprios e também a estragar a sociedade, desenvolvendo uma mentalidade criminosa. Não haverá necessidade de uma **"Lei Nirbhaya" para punir** o assédio às vésperas e de leis para travar o ragging nas universidades. Esta é a era que está a promover a violência através de meios de comunicação irresponsáveis, especialmente a Internet. Este manual foi preparado para servir de guia aos formadores que, por sua vez, ajudarão os adolescentes a controlar as tendências imaturas da sua idade e a fazer escolhas corretas na sua vida. Também lhes dará os conhecimentos corretos e verdadeiros para que os jovens saibam o que fazer com as suas preciosas vidas - desfrutar de uma vida de amor sublime e de riso; contribuir com a sua própria parte para o bem-estar e a elevação de uma sociedade em degeneração.

O conteúdo do manual está dividido em 12 unidades, como os 12 meses do ano. Cada unidade abrange muitos sub-tópicos importantes que estão escritos de forma interessante. Este manual é um trabalho sólido e substancial como parte do seu trabalho de investigação de doutoramento sobre o tema **"Avaliação** da saúde reprodutiva e das necessidades de competências para a vida e educação das **raparigas adolescentes". A autora esforçou-se por aprofundar os aspectos deste tema através da sua** investigação académica e da análise de dados empíricos. rarEspero sinceramente que o tra emer s nas áreas da saúde e das competências para a vida possa ajudar as adolescentes dos nossos tempos modernos, e que possam realmente beneficiar deste grande manual. Felicito a autora pelo seu magnífico trabalho.

A Ir. Theresa N.L. foi minha colega e amiga durante os últimos vinte anos - tanto na profissão médica como na vida religiosa, à qual nos dedicámos. A extensão moral que ela deu a este volume é de facto louvável. O toque de cura que este manual vai dar aos seus leitores é verdadeiramente uma obra de amor que emanou da vida e da obra de Nosso Senhor, o grande Curador de todos os curadores de todos os tempos - desde o início da história humana até ao seu fim. Rezo para que os leitores obtenham não só os conhecimentos médicos corretos através da leitura deste livro, mas também que modelem as suas vidas da melhor maneira possível, com uma perspetiva ampla e um pensamento positivo.

ÍNDICE

SESSÃO INTRODUTÓRIA

A necessidade e a relevância do programa

A adolescência é o período compreendido entre os 10 e os 19 anos de idade. É uma fase de transição importante, cheia de emoções e desafios; é o momento de muitas mudanças e desenvolvimentos que ocorrem nos domínios físico, cognitivo, comportamental e psicossocial. Esta fase é também caracterizada pelo desejo de níveis crescentes de autonomia individual, um sentido crescente de identidade, autoestima e independência. Este é o momento certo em que precisam de conhecer os fundamentos da sexualidade, da saúde reprodutiva e das competências para a vida a partir das fontes certas.

A saúde reprodutiva tornou-se uma área alargada que aborda questões complexas das necessidades de saúde reprodutiva dos indivíduos, especialmente do grupo potencial, ou seja, os adolescentes. Ensinar saúde reprodutiva e competências para a vida a este grupo específico é um desafio devido à sua vastidão e natureza interdisciplinar. O conhecimento das competências para a vida ajudá-los-á a adaptar-se e a lidar com as exigências actuais da sua vida. A maioria dos problemas de saúde reprodutiva requer competências e procedimentos que têm de ser realizados para atingir o objetivo desejado.

a. Os pormenores processuais

Estes são os tópicos gerais que vamos tratar em **Doze Unidades**: Adolescência e puberdade; Sistema reprodutivo; Puberdade; Sexualidade e comportamento; Conceção; Direitos reprodutivos; Gravidez; Aborto; Infecções sexualmente transmissíveis; Competências para a vida; Relacionamentos; e Paternidade responsável. Todo este programa tem como objetivo não só transmitir alguns conhecimentos e factos sobre a sexualidade humana, mas **também tentar equipá-lo com "competências para a vida". Estas competências permitem-lhe traduzir todos os** conhecimentos, atitudes e valores que adquirimos neste programa em situações da vida real: estas competências estão muito relacionadas com a **inteligência emocional.** Todas as competências são interdependentes e nenhuma delas é autónoma: para decidir o que dizer e como dizer de forma eficaz, é necessário ter autoconsciência e empatia. Na sessão de conclusão, desenvolvemos **"As Doze Fases da Vida", que** proporcionam uma espécie de imagem abrangente e holística da vida.

Desejo-vos a todos o melhor para que tenham uma grande experiência de aprendizagem e consciencialização. Apelo a todos para que sejam sensíveis aos vossos próprios companheiros e que iniciemos as nossas sessões num clima de confiança e amizade mútuas.

CAPÍTULO 1

ADOLESCÊNCIA E PUBERDADE

O que pensa sobre o crescimento? Já assistiu a alguma aula sobre desenvolvimento e crescimento humano?

Sente-se muito preocupado com a sua aparência exterior? Sente-se feliz, animado e entusiasmado?

a) Alterações biológicas / físicas

Os anos de crescimento ou o período da adolescência de um rapaz ou de uma rapariga são anos muito emocionantes da sua vida. É uma altura de rápidas mudanças nos domínios físico, emocional e psicológico da vida. O conhecimento destas mudanças ajudá-los-á a aceitar e a adaptar-se melhor à família, às pessoas, à sociedade e à própria vida.

A adolescência é uma fase de transição da infância para a idade adulta. É uma fase pela qual todos os rapazes e raparigas passam para se tornarem biológica e sexualmente maduros. Nas raparigas pode começar logo aos 9 ou 10 anos e nos rapazes por volta dos 12 ou 13 anos. Ocorre uma rápida mudança no corpo, nas emoções, nas atitudes, nos valores, no intelecto e nas relações. O início da maturidade sexual ocorre quando a glândula pituitária, situada na base do cérebro, começa a produzir determinadas hormonas ou substâncias químicas. Sob a sua influência, as glândulas sexuais desenvolvem-se e produzem hormonas sexuais. Nos rapazes, os testículos produzem a hormona masculina testosterona (androgénio) e, nas raparigas, os ovários produzem as hormonas femininas estrogénio e progesterona.

Alterações físicas nas raparigas:

- Aumento da altura e do peso
- Desenvolvimento dos seios
- Arredondamento das ancas
- Crescimento de pêlos púbicos e axilares
- Aparecimento de secreções vaginais
- Início da menstruação

Alterações físicas nos rapazes:

- Aumento súbito da altura e do peso
- Os ombros alargam e os músculos começam a ficar mais fortes
- O pénis e os testículos aumentam de tamanho. Normalmente, um testículo (lado esquerdo) fica mais baixo do que o outro. Este facto é comum e não deve ser motivo de preocupação.
- Os testículos começam a produzir espermatozóides.
- Os pêlos crescem debaixo dos braços, nos braços e à volta das pernas, no peito e no rosto, e na zona púbica.
- A laringe (caixa vocal) cresce até ao tamanho adulto e a voz torna-se mais grave.
- Alguns rapazes têm sonhos molhados e erecções involuntárias. São acontecimentos normais nos rapazes em crescimento.

b) Mudanças emocionais / sociais em rapazes e raparigas:

Os seus sentimentos podem ser muito fortes e depois mudar muito rapidamente. Há mudanças de humor sem razão aparente, o que pode ser embaraçoso e confuso. Quer crescer rapidamente e gosta de ser tratado como um adulto. Os conselhos dos pais ou dos mais velhos podem perturbá-la e fazê-la pensar que não é tratada como adulta. A atração pelo sexo oposto torna-o consciente do amor e das relações. O amor entre o grupo de pares aumenta, e gosta de passar mais tempo com eles do que em casa. Esta é a idade em que os rapazes e as raparigas são muito impulsivos e se apaixonam. Os seus surtos emocionais são frequentes. Infelizmente, alguns adolescentes estragam a sua carreira e instalam-se sem pensar no seu futuro e na sua carreira, devido à falta de conhecimentos e de consciência adequados, de compreensão e de orientação. **Devem ouvir os conselhos dos pais e dos mais velhos e procurar ajuda se se encontrarem** numa situação deste tipo. A nível social, a pessoa torna-se mais consciente dos factos da sociedade e, do ponto de vista moral, também se verificam mudanças de pensamento. Pode começar a questionar os seus sistemas tradicionais de crenças e valores, uma vez que tende a encontrar uma base racional para as suas acções e moral. Adopta valores que lhe parecem corretos.

c) **Valores morais/espirituais:**

Quando passam da infância para a adolescência, tendem a procurar uma base racional para as suas acções e convicções. Não é raro vê-los questionar as práticas seculares da cultura e da religião, em casa ou na sociedade em geral. Nesta fase, o seu espírito racional tem precedência sobre o seu espírito intuitivo. É muito frequente os pais e os mais velhos em casa interpretarem erradamente os jovens como sendo rebeldes ou desobedientes. De facto, não é esse o caso. Muitos jovens têm boas intenções e procuram realmente encontrar justificações e explicações para todas as suas acções e sistemas de crenças. Por vezes, podem estar a utilizar formas erradas / inadequadas de expressar a sua procura de esclarecimentos; eles próprios podem não saber como expressar as suas questões e preocupações de uma forma educada ou inteligível aos pais ou aos mais velhos. Assim, a adolescência é um período muito crucial, pois desenvolve e reforça o seu sistema de crenças e valores morais. É da maior importância que recebam orientação e acompanhamento adequados neste período.

d) **Ajudas audiovisuais**: Imagens e documentários que abordam as questões dos adolescentes à medida que crescem.

e) **Actividades sobre o tema**:

i. Podem ser realizados alguns jogos para criar companheirismo e confiança entre eles.

Convidar os alunos a partilharem os problemas comuns e pessoais com que se deparam, enquanto adolescentes em crescimento, em casa, na escola e na sociedade em geral.

iii. Partilhando as suas experiências e pensamentos pessoais, à medida que se deparam com estas mudanças de crescimento no seu corpo, em grupos mais pequenos (ou com amigos individuais de confiança).

f) **Verificar o progresso dos participantes**

i. Quais são as mudanças físicas nos rapazes quando chegam à adolescência?
ii. Quais são as mudanças físicas nas raparigas quando chegam à adolescência?
iii. **O que é *um* "sonho molhado"?**
iv. Quais são as zonas onde se verifica o crescimento de pêlos nos adolescentes?

CAPÍTULO 2

SISTEMA REPRODUTIVO - Feminino e Masculino

A anatomia e a fisiologia do sistema reprodutor feminino:

O sistema reprodutor feminino pode ser dividido em órgãos reprodutores **externos e internos**. Os órgãos externos são: o monte venéreo, os grandes lábios, os pequenos lábios, o clítoris, o vestíbulo da vagina, o orifício vaginal, o hímen, o orifício uretral e o períneo.

Os órgãos internos são: os ovários, o útero, as trompas de Falópio, o colo do útero e a vagina.

A função do sistema feminino:

Os ovários produzem o óvulo e as hormonas; as trompas de Falópio transportam o óvulo para o útero e, normalmente, são o local de fecundação; o útero é o local de implantação do óvulo fecundado, de desenvolvimento do feto durante a gravidez e o parto; a vagina é utilizada nas relações sexuais para conduzir o líquido seminal e os espermatozóides provenientes da ejaculação do pénis e para a passagem do sangue menstrual e do parto, pelo que também é designada por canal de parto.

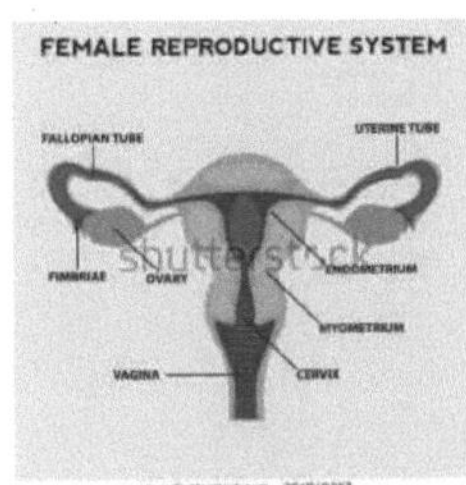

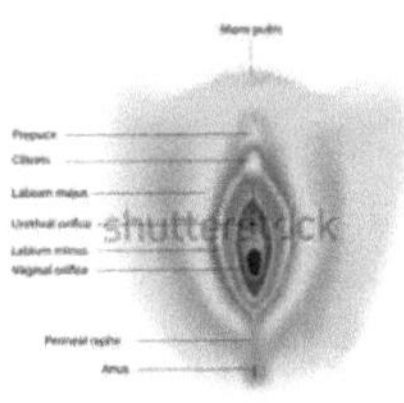

a) **A anatomia e a fisiologia do sistema reprodutor masculino:**

É constituído pelos testículos (também conhecidos como testículos), escroto (o saco que contém os testículos), epidídimo, canal deferente, vesículas seminais, glândula bulbouretral ou **de Cowper**, pénis, ducto ejaculatório e próstata. A função dos testículos é produzir espermatozóides ou células sexuais masculinas e hormonas sexuais masculinas. Outra função do sistema reprodutor masculino é transferir os espermatozóides para o sistema reprodutor feminino.

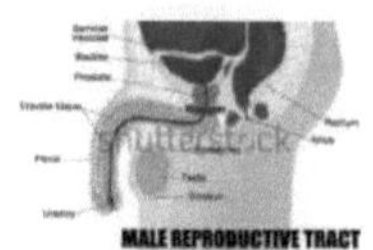

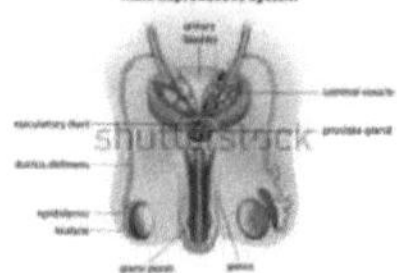

b) Ajudas audiovisuais: Diagramas sobre a anatomia do sistema reprodutor feminino e masculino

d) Atividade sobre o tema:

i. Escreva os seus sentimentos sobre as mudanças no seu crescimento e quais são as coisas que o perturbam/preocupam.

ii. Escreve as mudanças, tanto físicas como emocionais, que ocorrem aos rapazes e às raparigas durante a adolescência.

iii. Quais são os prós e os contras de ter aulas de anatomia humana, especialmente dos órgãos genitais, durante a adolescência? Discutam em grupos.

c) Verificar o progresso dos participantes

***Ch* Escolha as respostas corretas:**

g) Como se designa o processo em que uma célula reprodutora se divide para produzir quatro células filhas com apenas 23 cromossomas?

a) mitose
b) meiose
c) oogénese
d) espermatogénese

ii) Qual das seguintes estruturas se encontra tanto no corpo masculino como no feminino?

a) Escroto
b) Útero
c) uretra
d) Testes

iii) Qual é a função dos testículos?

a) Mitose

b) meiose
c) oogénese
d) espermatogénese

iv) Em qual das seguintes estruturas os espermatozóides amadurecem?

a. Epidídimo

b. canal deferente
c. cordão espermático
d. Uretra

v) Quais das seguintes estruturas segregam fluidos que se combinam com os espermatozóides para formar o sémen?

a) vesículas seminais, glândulas mamárias, glândulas bulbúrticas
b) glândula da próstata, corpo lúteo, folículo grafiano
c) Glândulas bulbouretrais, glândula prostática, vesícula seminal
d) Glândulas mamárias, corpo lúteo, corpo albicans

vi) Qual é o nome da hormona sexual masculina?

a) Hormona folículo-estimulante
b) Estrogénio
c) progesterona
d) Testosterona

vii) Como se chamam as gónadas femininas?

a) Ovários
b) Oócitos
c) Ova
d) Gametas

viii) Em que parte do sistema reprodutor feminino é que o espermatozoide e o óvulo se unem e se fundem para formar um zigoto?

a) uretra
b) Trompas de Falópio
c) útero
d) ovários

CAPÍTULO 3

PUBERTY

A puberdade é o processo de mudanças físicas **através do qual o corpo da criança amadurece** e se torna capaz de se reproduzir sexualmente. Vejamos os acontecimentos importantes na vida **do crescimento e desenvolvimento de uma rapariga.**

a) **Menstruação**: É a queda do tecido extra uterino que reveste o endométrio todos os meses. O sangue, o tecido e o óvulo não fecundado deixam o útero e saem pela vagina; chama-se a isto o período menstrual. Cada ciclo menstrual dura normalmente 28-35 dias. Antes da menstruação, podem surgir alguns incómodos no corpo. Tente lidar com isso e, se os sintomas se agravarem, consulte um médico. O início da **menstruação é conhecido como** "menarca". A menstruação não é uma doença. É uma parte natural do processo de crescimento. A menarca é um símbolo de maturidade sexual e de feminilidade entre as raparigas adolescentes.

b) **Higiene menstrual**: Tomar banho diariamente, comer bem e apanhar muito ar fresco, dormir bem e descansar o suficiente, lavar bem a região da vulva, mudar o penso higiénico de 3 em 3 ou de 4 em 4 horas, deitar fora o penso higiénico embrulhado em papel, usar cuecas de algodão confortáveis, molhar a roupa manchada de sangue em água fria, levar um penso higiénico de reserva na mala.

Discutir os mitos reprodutivos, por exemplo, a mulher é impura durante a menstruação, o sexo durante a menstruação não é seguro e a presença **de um hímen é o único teste da** virgindade **de uma mulher**, etc.

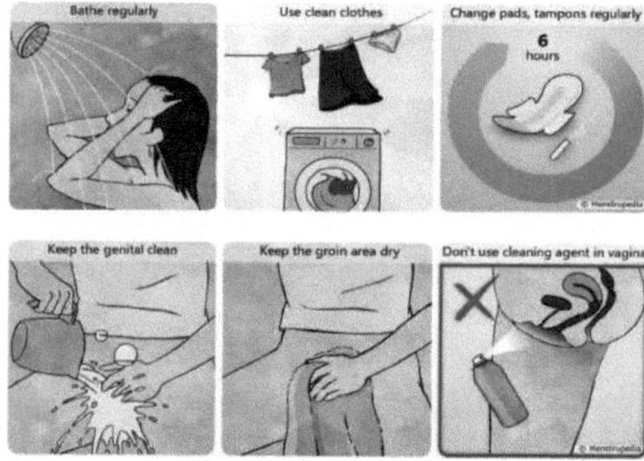

c) **A masturbação** é a estimulação sexual dos próprios órgãos genitais para excitação sexual ou outro prazer sexual, geralmente até ao orgasmo. A estimulação pode envolver as mãos, os dedos, objectos do quotidiano, brinquedos sexuais, como vibradores, ou combinações destes. Com a masturbação, obtém-se prazer sexual ao tocar nos órgãos genitais, geralmente com a mão. Pode masturbar-se a si próprio ou a um parceiro. A masturbação conduz geralmente a um orgasmo. O orgasmo é o clímax do prazer sexual experimentado por uma pessoa.

Geralmente, os homens e os rapazes masturbam-se esfregando ou movendo a mão para cima e para baixo do pénis ereto. As mulheres e as raparigas podem usar os dedos ou a mão para esfregar a área à volta do clítoris ou da vagina.

A masturbação mútua (estimulação manual mútua dos órgãos genitais entre parceiros) pode ser um substituto da penetração sexual. Estudos revelaram que a masturbação é frequente em seres humanos de ambos os sexos e de todas as idades, embora haja variações. É uma experiência normal e a primeira experiência sexual para todos. Vários benefícios médicos e psicológicos têm sido atribuídos a uma atitude saudável em relação à atividade sexual em geral e à masturbação em particular. Não se conhece qualquer relação causal entre a masturbação e qualquer tipo de perturbação mental ou física. No entanto, nem toda a gente gosta de se masturbar **e não há razão para o fazer se**

não quiser. A atitude e a aceitação na Índia em relação à masturbação variam em função de muitos factores.

A homossexualidade é uma orientação sexual. Uma pessoa homossexual sente-se sexualmente ou romanticamente atraída pelo seu próprio género. Os homens são designados por gays e as mulheres por lésbicas. A homossexualidade é um assunto tabu na sociedade civil indiana.

A masturbação pode causar problemas de saúde?

Muitas pessoas gostam de se masturbar com o seu parceiro como parte de uma vida sexual saudável e **não há uma forma certa ou errada de se masturbar. A masturbação não causa qualquer dano, nem** físico nem mental, mesmo que a faça com frequência. Os seus órgãos genitais podem ficar doridos se se masturbar muito num curto espaço de tempo. Se se masturbar com um parceiro, o risco de transmitir ou contrair uma infeção sexualmente transmissível (IST) é baixo, desde que não passem **fluidos genitais um ao outro nos dedos ou** de qualquer outra forma.

Embora as pessoas possam ter vergonha de falar sobre a masturbação, não deve sentir-se envergonhado ou culpado por o fazer. Se sentir que a necessidade de se masturbar está a interferir com a sua vida quotidiana, falar com um Conselheiro pode ajudar. A masturbação é um comportamento habitual, especialmente nos rapazes, à medida que crescem. Dependendo da cultura, a masturbação pode ser considerada correta ou incorrecta.

d) **Ajudas audiovisuais:** Apresentação de diagramas e documentários para explicar a puberdade

e) **Actividades sobre o tema:** Convidar um psicólogo/conselheiro para falar com os participantes sobre vários aspectos da masturbação.

f) **Verificar o progresso dos participantes:**

i) O que é a puberdade?
ii) Como é que encara todo o processo de atingir a puberdade?
iii) Quais são algumas das visões culturais e religiosas da menstruação que conheces?
iv) Sente algum desconforto/dor durante o período menstrual? O que é que faz com essa situação? Partilhar nos grupos.

CAPÍTULO 4

SEXUALIDADE E COMPORTAMENTO

a) O que é a sexualidade?

A sexualidade não tem apenas a ver com os órgãos sexuais e a anatomia, mas sim com a nossa personalidade. A sexualidade é a forma como as pessoas se exprimem enquanto seres sexuais. Inclui as dimensões física, ética, espiritual, social, psicológica e emocional.

b) Comportamento **sexual responsável**

A sexualidade é uma parte natural e saudável da vida. A sexualidade envolve e é moldada por muitas coisas, como valores e crenças, atitudes, experiências, atributos físicos, caraterísticas sexuais e expectativas sociais. A sexualidade é o total de quem somos, aquilo em que acreditamos, o que sentimos e como reagimos. A soma de todas as suas relações e encontros íntimos. Exprime-se na forma como se fala, sorri, se levanta, se senta, se veste, etc. A sexualidade é tudo isto, incluindo a forma como a religião, a moral, os amigos, a idade, o corpo, os conceitos, os objectivos de vida e a autoestima moldam o nosso ser sexual. Quando chegamos à adolescência, já recebemos muitas mensagens sobre sexualidade. Enquanto alguns adolescentes recebem informações corretas na escola, outros podem receber muito pouca informação, ou mesmo informação incorrecta de fontes erradas, como literatura barata e pornografia. Na ausência de mensagens saudáveis e realistas sobre a sexualidade, muitos adolescentes recorrem a outras fontes de informação, como os seus pares, a Internet e os meios de comunicação social. Isto pode não lhes dar uma compreensão correta de relações saudáveis e podem envolver-se em comportamentos sexuais pouco seguros. A compreensão de uma sexualidade saudável pode ajudar a prevenir a violência sexual, abordando as normas e a desigualdade entre os géneros, promovendo relações saudáveis, encorajando a compreensão dos limites e do consentimento e ajudando os jovens a sentirem-se capacitados para fazerem perguntas e procurarem apoio quando precisam.

c) Sexo seguro / não seguro e abuso sexual

Uma sexualidade saudável implica o reconhecimento de que todos somos seres sexuais e a celebração das formas como a nossa sexualidade nos beneficia física, emocional e espiritualmente. A sexualidade saudável é positiva e enriquece as nossas vidas. Uma sexualidade saudável permite-nos desfrutar e controlar o nosso comportamento sexual e reprodutivo sem culpa, medo ou vergonha. O sexo não seguro ocorre quando uma pessoa suscetível tem relações sexuais com pelo menos um parceiro que tem DST, sem tomar medidas para prevenir a infeção.

A OMS, no seu relatório mundial sobre a violência e a saúde, definiu a violência sexual como: qualquer ato sexual, tentativa de obter um ato sexual, comentários ou avanços sexuais não desejados, ou actos para traficar, ou de outra forma dirigidos, **contra a sexualidade de uma pessoa utilizando a coerção, por** qualquer pessoa, independentemente da sua relação com a vítima, em qualquer ambiente, incluindo a casa e o local de trabalho. Inclui também a tentativa de violação ou a violação consumada e o assédio. Exploração sexual - mulheres e raparigas são traficadas dentro do país para fins de exploração sexual comercial e casamento forçado. As crianças são sujeitas a trabalhos forçados como operários, empregados domésticos, mendigos, etc. Os adolescentes, para obterem informações corretas sobre a sexualidade, podem recorrer à mãe, às irmãs, à avó, aos amigos, aos professores, aos médicos, às religiosas, aos irmãos e irmãs, aos meios de comunicação social e à Internet.

d) Homossexualidade

A homossexualidade é uma atração romântica, uma atração sexual ou um comportamento sexual entre membros do mesmo sexo ou género. Como orientação sexual, a homossexualidade é "um padrão duradouro de atração emocional, romântica e/ou sexual" por pessoas do mesmo sexo. Refere-se "também ao sentido de identidade de uma pessoa com base nessas atracções, comportamentos relacionados e pertença a uma comunidade de outros que partilham essas atracções".

Along with bisexuality and heterosexuality, homosexuality is one of the three main categories of sexual orientation within the continuum. Os cientistas não sabem a causa exacta da orientação sexual, mas acreditam que é causada por uma interação complexa de influências genéticas, hormonais e ambientais, e não a vêem como uma escolha. Preferem teorias que apontam para factores genéticos, o ambiente uterino precoce, ambos, ou a inclusão de factores genéticos e sociais. Não existem provas substanciais que sugiram que as experiências parentais ou da primeira infância desempenhem um papel importante no que respeita à orientação sexual. Embora algumas pessoas acreditem que a atividade homossexual não é natural, a investigação científica demonstrou que a homossexualidade é uma variação normal e natural da sexualidade humana e não é, por si só, uma fonte de efeitos psicológicos negativos. Não existem provas suficientes para apoiar a utilização de intervenções psicológicas para mudar a orientação sexual.

Os termos mais comuns para designar as pessoas homossexuais são "lésbica" para as mulheres e "gay" para os homens, embora gay também seja utilizado para designar genericamente tanto os homossexuais masculinos como os femininos. O número de pessoas que se identificam como gays ou lésbicas e a proporção de pessoas que têm experiências sexuais com pessoas do mesmo sexo são difíceis de estimar de forma fiável pelos investigadores por várias razões, incluindo o facto de muitas pessoas gays ou lésbicas não se identificarem abertamente como tal devido à homofobia e à discriminação heterossexista.

e) **Abuso de substâncias**

O abuso de substâncias, também conhecido como **toxicodependência**, é um padrão de consumo de uma droga em que o utilizador consome a substância em quantidades ou com métodos que são prejudiciais para si próprio ou para os outros, e é uma forma de perturbação relacionada com substâncias. Trata-se de um comportamento auto-destrutivo. Nalguns casos, o comportamento criminoso ou antissocial ocorre quando a pessoa está sob a influência de uma droga, podendo também ocorrer mudanças de personalidade a longo prazo nos indivíduos. Para além dos possíveis danos físicos, sociais e psicológicos, o consumo de algumas drogas pode também dar origem a sanções penais, embora estas variem muito consoante a jurisdição local.

O abuso de substâncias está generalizado a nível mundial, estimando-se em 120 milhões o número de consumidores de drogas duras, como a cocaína, a heroína e outras drogas sintéticas. Em 2013, as perturbações associadas ao consumo de drogas causaram 127 000 mortes, contra 53 000 em 1990. As perturbações associadas ao consumo de cocaína causaram 4 300 mortes e as perturbações associadas ao consumo de anfetaminas causaram 3 800 mortes. As perturbações associadas ao consumo de álcool causaram mais 139 000 mortes. Comportamentos de alto risco - consumo de tabaco, consumo de álcool, ter múltiplos parceiros, contactos sexuais anais e vaginais, visitas a zonas de prostituição e bordéis. Vício em pornografia. Explicar as complicações para as suas vidas e para o seu futuro

f) **AV SIDA:** PPT e diagramas sobre o ciclo menstrual, videoclip sobre exploração sexual

g) **Actividades sobre o tema:** Dramatizações sobre o abuso de álcool e de drogas

h) **Verificar o progresso dos participantes**

Indicar se é verdadeiro ou falso:

i. A menstruação é uma doença ii. O abuso de substâncias é um mau hábito iii. Os comportamentos de alto risco devem ser corrigidos no seu início iv. A homossexualidade não deve ser encorajada v. Não se deve ir à aula nos dias de menstruação vi. O sexo é uma escolha e é respeitoso

vii. A toxicodependência confere ao adolescente respeito e estima social.
viii. A toxicodependência está muitas vezes diretamente relacionada com muitos males sociais e com a violência.

Escreva respostas curtas.

i. O que é um ciclo menstrual?
ii. Quanto tempo dura o ciclo menstrual?
iii. Quando é que a menstruação começa para a maioria das mulheres?
iv. Que mudanças ocorrem durante a puberdade?
v. Mencionar algumas das substâncias que são utilizadas na toxicodependência.

CAPÍTULO 5

CONCEPÇÃO

a) O processo de conceção

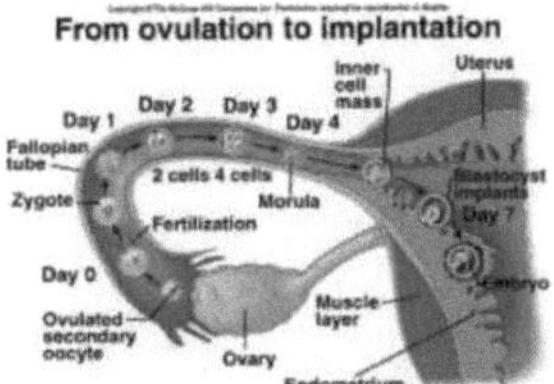

Fertilização: Cada ser humano começa a vida como uma única célula, formada quando o espermatozoide do pai fertiliza o óvulo da mãe. A fertilização ocorre normalmente na trompa de Falópio da mãe, que liga o útero ao ovário. O útero tem o tamanho e a forma de uma pera grande; é feito de músculo e estica-se para permitir o crescimento do bebé ao longo dos meses de gravidez. Quando a fertilização se completa e os núcleos do óvulo e do espermatozoide se combinam, surge uma nova criança, um ser vivo, capaz de se desenvolver. Como os pais são humanos - pertencentes à espécie Homo sapiens - o novo ser também é humano.

Sexo: O sexo de um bebé é determinado na fertilização. A mãe tem cromossomas X e X, enquanto o pai tem cromossomas X e Y; um cromossoma do esperma do pai determina se a criança é do sexo masculino ou feminino. Se o esperma transportar um cromossoma X, o bebé é uma menina, e se for o cromossoma Y, é um menino.

Estimativa da duração da gravidez: Geralmente, a mulher não sabe a data exacta da conceção do seu bebé. Quando lhe falta o período, pode fazer um teste de gravidez; deve consultar imediatamente um médico para obter cuidados profissionais para si e para o seu filho. O médico considera a data do primeiro dia da última menstruação da mãe como o ponto de partida para uma gravidez de 40 semanas. Isto dá a idade gestacional do bebé.

Do embrião ao feto: Por volta das oito semanas, o esqueleto de cartilagem do bebé começa a transformar-se em osso. O corpo está essencialmente completo. Agora, o bebé pode ser designado por feto - um termo latino que significa "jovem, descendência".

Trabalho de parto e parto: Nas últimas semanas de gravidez, o bebé fica deitado de cabeça para baixo, pois a cabeça é normalmente a primeira parte a emergir no nascimento. Ocasionalmente, se a posição de conforto pessoal do bebé não for alterada para se enquadrar no processo de parto normal, pode ocorrer uma apresentação "pélvica" - a extremidade traseira primeiro - que necessita de cuidados médicos.

O trabalho de parto da mãe começa quando (seguindo os sinais hormonais, incluindo os da placenta) a camada muscular do útero se contrai para expulsar o bebé. O colo do útero abre-se gradualmente para permitir a passagem do bebé para a vagina (canal de parto). O âmnio rasga-se e liberta o seu líquido (isto é muitas vezes referido como "a rutura das águas"). As contracções tornam-se mais frequentes à medida que o bebé é empurrado através do colo do útero e da vagina. Se a mãe tiver frequentado aulas pré-natais, terá aprendido o que esperar e como controlar a respiração e o processo de fazer força. Uma parteira e/ou um médico supervisionam a mãe e o bebé durante o trabalho de parto. O pai do bebé é fortemente encorajado a estar presente para dar apoio e encorajamento à sua mulher e para ver o seu bebé desde o momento do nascimento.

Depois do trabalho de parto, que tem uma duração variável, mas que normalmente dura 10 a 12 horas, o bebé nasce. Um suspiro e um grito põem os pulmões do bebé a funcionar. O cordão umbilical é cortado e o bebé é examinado e pesado. O peso normal à nascença é de aproximadamente 2750 gramas a 3400 gramas ou cerca de 7^ lb, mas por vezes ocorrem variações consideráveis devido a factores genéticos, problemas de saúde e influências externas, como o facto de a mãe ter fumado durante a gravidez. Por fim, as membranas e a placenta são expulsas. O bebé já não necessita de um sistema de suporte direto de vida.

Cuidados pós-natais: A mãe e o bebé serão visitados pela parteira durante alguns dias após o parto para verificar se está tudo bem com ambos. A mãe deve voltar ao médico seis semanas mais tarde para o exame pós-natal, a fim de se certificar de que o útero recuperou a sua forma e posição anteriores e de que está de boa saúde.

b) Factores que afectam a conceção

- **Excesso de peso:** Os níveis de gordura corporal que estão 10 a 15% acima do normal podem sobrecarregar o corpo com estrogénio, perturbando o ciclo reprodutivo.
- **Estar abaixo do peso:** Níveis de gordura corporal 10 a 15 por cento abaixo do normal podem interromper completamente o processo reprodutivo.
- **Ter um desequilíbrio hormonal:** As irregularidades no sistema hormonal (caracterizadas por ciclos menstruais irregulares: períodos curtos, longos ou abundantes) podem afetar a ovulação.
- **Ter uma doença autoimune:** Doenças como o lúpus, a diabetes, a doença da tiroide e a artrite reumatoide podem interferir com a fertilidade.
- **Tomar medicamentos:** Os antidepressivos, antibióticos, analgésicos e outros medicamentos utilizados para tratar doenças crónicas podem causar infertilidade temporária.
- **Consumo de tabaco ou álcool:** Fumar pode aumentar o risco de infertilidade nas mulheres; e mesmo o consumo moderado de álcool (apenas cinco bebidas por semana) pode prejudicar a conceção.
- **Estar exposta a riscos profissionais ou ambientais:** A exposição prolongada a stress mental elevado, temperaturas elevadas, produtos químicos, radiações ou emissões electromagnéticas ou de micro-ondas podem reduzir a fertilidade da mulher. Também deve informar o seu médico se tiver antecedentes de vários abortos espontâneos, ciclos menstruais dolorosos que exijam medicação para aliviar a dor ou exames de Papanicolau anormais que tenham resultado em tratamento cirúrgico, uma vez que estes factores também podem afetar a fertilidade.

Doença das trompas de Falópio

A doença das trompas de Falópio é responsável por cerca de 20 por cento dos casos de infertilidade tratados, de acordo com RESOLVE, The National Infertility Association. Uma vez que a cicatrização ou obstrução das trompas é frequentemente causada por doenças sexualmente transmissíveis (DST), doença inflamatória pélvica ou determinadas cirurgias, alerte o seu médico se tiver tido:

- Uma DST, como a gonorreia, a sífilis ou a clamídia
- Dor pélvica, corrimento vaginal invulgar e/ou hemorragia, com ou sem febre
- Cirurgia pélvica para uma rutura do apêndice, quistos nos ovários ou uma gravidez ectópica (uma gravidez que ocorre fora do útero, normalmente nas trompas de Falópio)

Se o médico suspeitar de um problema, pode efetuar um histerossalpingograma, uma radiografia que permite avaliar o estado do útero e determinar se as trompas de Falópio estão obstruídas ou patentes.

Endometriose

A endometriose é uma doença em que o tecido do revestimento uterino cresce fora do útero, nos ovários, nas trompas de Falópio, na bexiga e/ou no intestino. As investigações indicam que é responsável por 5 a 30 por cento da infertilidade feminina.

Questões masculinas

Cerca de 35 por cento dos casos de fertilidade podem ser causados pelos seguintes factores:

- **Ser fumador:** Fumar prejudica a capacidade de movimentação dos espermatozóides (a sua motilidade).
- **Consumo de álcool:** Tomar mais de uma ou duas bebidas por dia pode afetar a qualidade e a quantidade de esperma, baixar os níveis de testosterona e contribuir para a disfunção erétil.
- **Consumo de drogas ilegais:** O consumo excessivo de cocaína ou de marijuana pode reduzir temporariamente o número e a qualidade dos espermatozóides em até 50%.
- **Tomar medicamentos sujeitos a receita médica:** Alguns medicamentos, como os que tratam úlceras ou psoríase, podem abrandar ou impedir a produção de esperma.
- **Estar exposto a substâncias tóxicas ou perigos no trabalho:** A exposição crónica a elementos como o chumbo, o cádmio, o mercúrio, os hidrocarbonetos, os pesticidas, a radioatividade e os raios X pode ter um impacto na contagem e na qualidade do esperma.
- **Exposição dos órgãos genitais ao calor:** A utilização frequente de saunas, salas de vapor, banheiras de hidromassagem e banhos quentes pode prejudicar temporariamente a produção de esperma e reduzir a contagem de espermatozóides.
- **Ter determinadas condições ou doenças:** Os homens com antecedentes de prostatite ou infeção genital, papeira após a puberdade, cirurgia à hérnia, testículos não descidos ou varizes escrotais (varicocele) também podem sofrer uma diminuição da fertilidade.

- **Usar roupa interior muito apertada:** Este tipo de roupa interior mantém os testículos muito perto do corpo e a temperatura do corpo afecta a produção e a saúde dos espermatozóides; os testículos precisam de uma temperatura ligeiramente mais baixa para as suas funções saudáveis.

c) **Ajudas audiovisuais:** Imagens para explicar os vários tipos de fertilidade

d) **Actividades sobre o tema:** Convidar alguns especialistas que trabalham nos domínios da fertilidade masculina e feminina para proferir palestras

e) **Verificar o progresso dos participantes:**

i) O que é a conceção?

ii) Explicar alguns dos principais acontecimentos que ocorrem após a conceção.

iii) Quais são os principais problemas que afectam a fertilidade feminina?

iv) Quais são os principais factores que causam a infertilidade masculina?

v) Quais são as medidas a adotar para eliminar ou reduzir os casos de infertilidade em geral.

CAPÍTULO 6

GRAVIDEZ

a) Fisiologia da gravidez

A gravidez, também conhecida como **gravidezes** ou **gestação**, é o período durante o qual uma ou mais crias se desenvolvem no interior do útero de uma mulher. Uma gravidez múltipla envolve mais do que um filho, como é o caso dos gémeos. A gravidez termina com o parto. Isto acontece cerca de 38 semanas após a conceção. Um embrião é o bebé em desenvolvimento durante as primeiras 8 semanas após a conceção, após o que se utiliza o termo feto até ao nascimento. Os sintomas do início da gravidez podem incluir a ausência de menstruação, seios sensíveis, náuseas e vómitos, fome e micção frequente. A gravidez dura normalmente cerca de 40 semanas (10 meses lunares) a partir do último período menstrual (DUM). A gravidez pode ser confirmada através de um teste de gravidez.

A gravidez divide-se normalmente em três trimestres. O primeiro trimestre vai da primeira à décima segunda semana e inclui a conceção. Após a conceção, o óvulo fertilizado desce pelas trompas de Falópio e fixa-se no interior do útero, onde começa a formar o feto e a placenta. O primeiro trimestre apresenta o maior risco de aborto espontâneo (morte natural do embrião ou do feto). O segundo trimestre vai da 13ª à 28ª semana. Por volta do meio do segundo trimestre, podem sentir-se movimentos do feto. Às 28 semanas, mais de 90% dos bebés podem sobreviver fora do útero, se estiverem disponíveis cuidados médicos de alta qualidade. O terceiro trimestre vai das 29 às 40 semanas.

A gravidez refere-se ao período que vai da conceção ao nascimento. A gravidez, ou gestação humana, começa na conceção, quando o espermatozoide do homem fertiliza o óvulo da mulher. Depois de o óvulo ser fertilizado por um espermatozoide e depois implantado no revestimento do útero, desenvolve-se na placenta e no embrião e, mais tarde, num feto. O período de gestação nos seres humanos continua até ao nascimento da criança. Na maioria dos casos, a mulher não sabe exatamente quando ocorreu a fertilização do óvulo, pelo que o obstetra ou a parteira calcula o período de gestação previsto com base no primeiro dia do **último período menstrual normal da mulher.** A gravidez dura normalmente 40 semanas, a partir do primeiro dia do último período menstrual da mulher, e divide-se em três trimestres, cada um com a duração de três meses. **O período de gestação "normal" é de cerca de 40 semanas,** mas pode variar entre 37 e 42 semanas e ainda assim ser considerada uma gravidez normal. Embora não existam regras rígidas e rápidas, estas distinções são úteis para descrever as mudanças que ocorrem ao longo do tempo. As semanas são agrupadas em três trimestres.

Sinais e sintomas: As náuseas ligeiras podem ser apenas um desconforto (enjoos matinais), mas se forem graves e acompanhadas de vómitos que provoquem um desequilíbrio hidroelectrolítico, podem ser classificadas como uma complicação da gravidez (hiperémese gravídica).

Os sintomas e incómodos mais comuns da gravidez incluem

- Cansaço.
- Prisão de ventre
- Dor na cintura pélvica
- Dores de costas
- Contracções de Braxton Hicks: contracções ocasionais, irregulares e muitas vezes indolores que ocorrem várias vezes por dia.
- Edema (inchaço) - Queixa comum no avanço da gravidez. Causado pela compressão da veia cava inferior (VCI) e das veias pélvicas pelo útero, leva a um aumento da pressão hidrostática nas extremidades inferiores.
- Aumento da frequência urinária. Uma queixa comum referida pela grávida, causada pelo aumento do volume intravascular, pela elevação da TFG (taxa de filtração glomerular) e pela compressão da bexiga

pelo útero em expansão.

- Infeção do trato urinário
- Varizes - Queixa comum causada pelo relaxamento do músculo liso venoso e pelo aumento da pressão intravascular As hemorróidas (pilhas) são veias inchadas na zona anal ou no seu interior, resultantes de um retorno venoso deficiente, de esforço associado à obstipação ou de um aumento da pressão intra-abdominal no final da gravidez.
- Regurgitação, azia e náuseas; estrias gravídicas, estrias relacionadas com a gravidez - são também algumas das complicações possíveis.

Alterações maternas

Durante a gravidez, a mulher sofre numerosas alterações fisiológicas, perfeitamente normais, incluindo alterações cardiovasculares, hematológicas, metabólicas, renais e respiratórias que se tornam muito importantes em caso de complicações. Durante a gravidez, o organismo deve alterar os seus mecanismos fisiológicos e homeostáticos para garantir o bem-estar do feto. São necessários aumentos do açúcar no sangue, da respiração e do débito cardíaco. Os níveis de progesterona e estrogénio aumentam continuamente durante a gravidez, suprimindo o eixo hipotalâmico e, consequentemente, o ciclo menstrual. O feto dentro de uma mulher grávida pode ser visto como um aloenxerto invulgarmente bem sucedido, uma vez que difere geneticamente da mulher. A principal razão para este sucesso é o aumento da tolerância imunitária materna durante a gravidez.

First trimester: **Week 1- 12**	**Second trimester:** **Week 13 – 28**	**Third trimester:** **Week 29- 40**

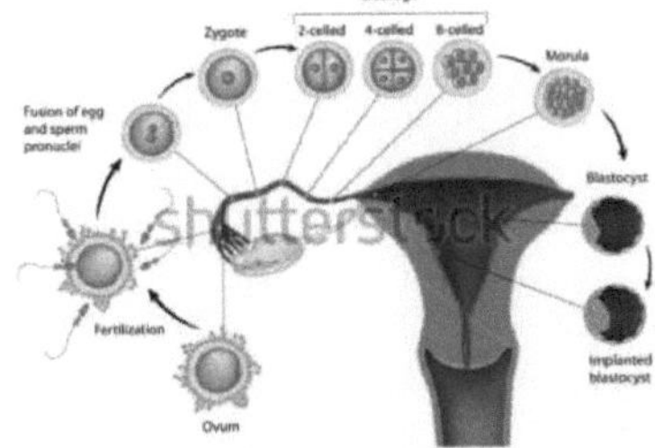

Primeiro trimestre (semana 1 - semana 12)

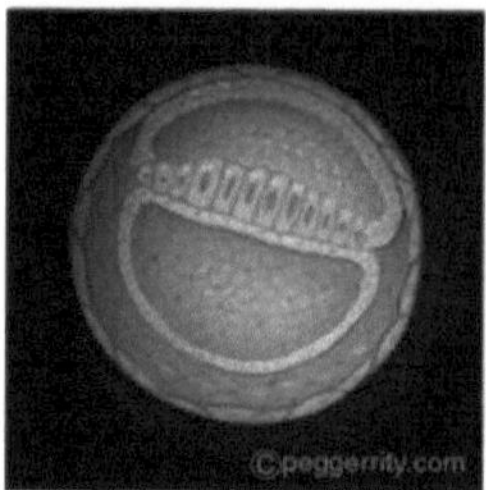

Às quatro semanas:

- O cérebro e a espinal medula do seu bebé começaram a formar-se.
- O coração começa a formar-se.
- Aparecem os rebentos dos braços e das pernas.
- O seu bebé é agora um embrião e mede 1,5 cm.

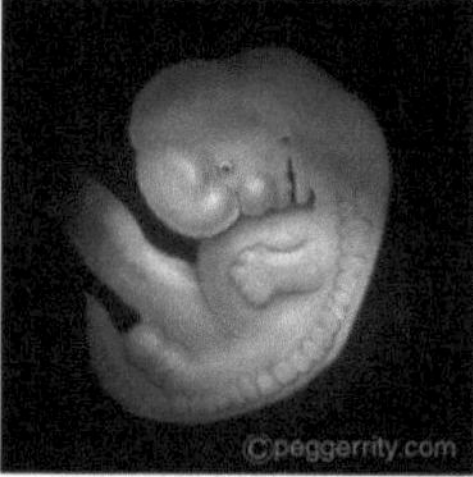

Às oito semanas:

- Todos os principais órgãos e estruturas externas do corpo começaram a formar-se.
- O coração do seu bebé bate com um ritmo regular.
- Os braços e as pernas tornam-se mais compridos, e os dedos das mãos e dos pés começam a formar-se.
- Os órgãos sexuais começam a formar-se.
- Os olhos deslocaram-se para a frente no rosto e as pálpebras formaram-se.
- O cordão umbilical é claramente visível.
- Ao fim de oito semanas, o seu bebé é um feto e parece-se mais com um ser humano. O seu bebé tem quase 2,5 cm de comprimento e pesa menos de 1,5 gramas.

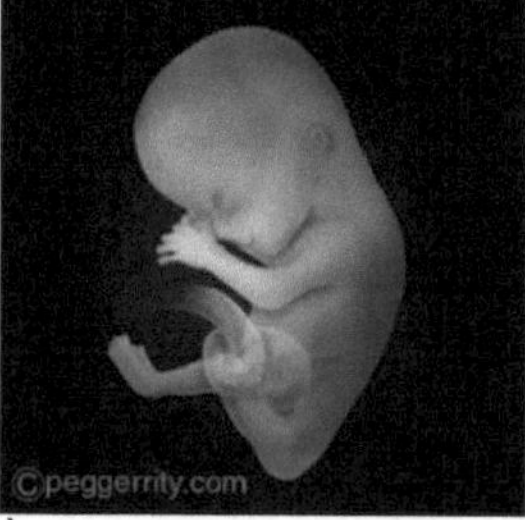

Às 12 semanas:

- Os nervos e os músculos começam a trabalhar em conjunto. O bebé consegue fazer um punho.
- Os órgãos sexuais externos indicam se o bebé é um rapaz ou uma rapariga. Uma mulher que faça uma ecografia no segundo trimestre ou mais tarde pode ser capaz de descobrir o sexo do bebé.
- As pálpebras fecham-se para proteger os olhos em desenvolvimento. Só voltam a abrir-se a partir da 28ª semana.

  O crescimento da cabeça abrandou e o seu bebé é muito mais comprido. Agora, com cerca de 5 cm de comprimento, o seu bebé pesa quase 30 gramas.

Segundo Trimestre (semana 13-semana 28)

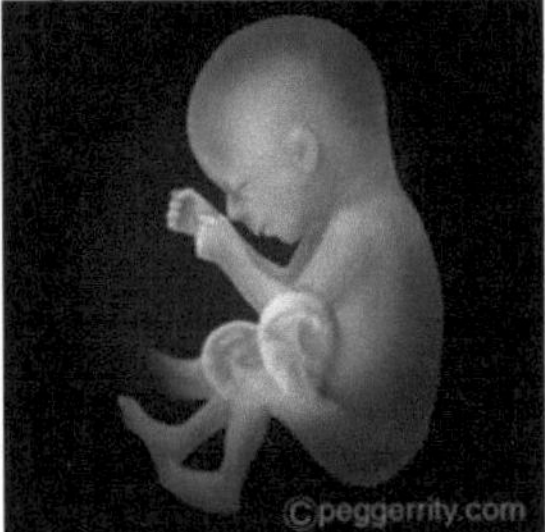

Às 16 semanas:

- O tecido muscular e o osso continuam a formar-se, criando um esqueleto mais completo.
- A pele começa a formar-se. Quase se consegue ver através dela.
- O mecónio desenvolve-se no trato intestinal do bebé. Este será o primeiro movimento intestinal do bebé.
- O bebé faz movimentos de sucção com a boca (reflexo de sucção).
- O seu bebé atinge um comprimento de cerca de 4 a 5 polegadas e pesa quase 3 onças.

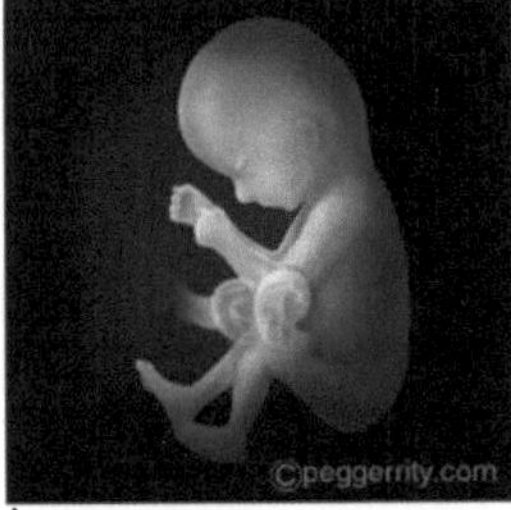

Às 20 semanas:

- O bebé está mais ativo. Pode sentir uma ligeira agitação.
- O seu bebé está coberto por um pelo fino e felpudo chamado lanugo e por uma camada de cera chamada vérnix. Isto protege a pele em formação que se encontra por baixo.
- As sobrancelhas, as pestanas, as unhas das mãos e dos pés estão formadas. O bebé pode mesmo coçar-se.
- O bebé consegue ouvir e engolir.
- Agora, a meio da gravidez, o seu bebé tem cerca de 15 cm de comprimento e pesa cerca de 30 gramas.

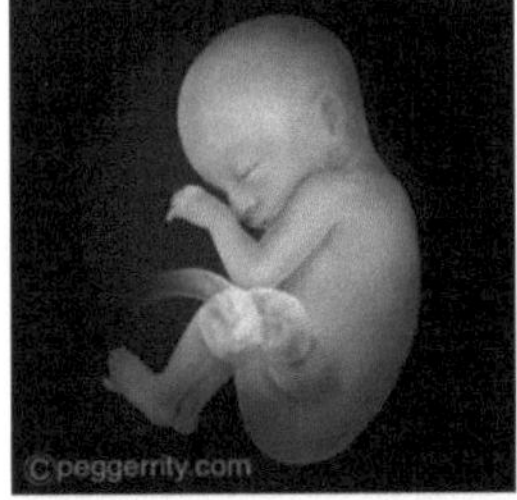

Às 24 semanas:

- A medula óssea começa a produzir células sanguíneas.
- As papilas gustativas formam-se na língua do bebé.
- Formaram-se pegadas e impressões digitais.
- O cabelo verdadeiro começa a crescer na cabeça do seu bebé.

- Os pulmões estão formados, mas não funcionam.
- A mão e o reflexo de sobressalto desenvolvem-se.
- O seu bebé dorme e acorda regularmente.
- Se o seu bebé for um rapaz, os testículos começam a deslocar-se do abdómen para o escroto. Se o seu bebé for uma menina, o útero e os ovários estão no lugar e uma reserva vitalícia de óvulos formou-se nos ovários.
- O seu bebé acumula gordura e ganhou bastante peso. Agora, com cerca de 30 cm de comprimento, o seu bebé pesa cerca de 1 kg.

Terceiro trimestre (29ª semana - 40ª semana)

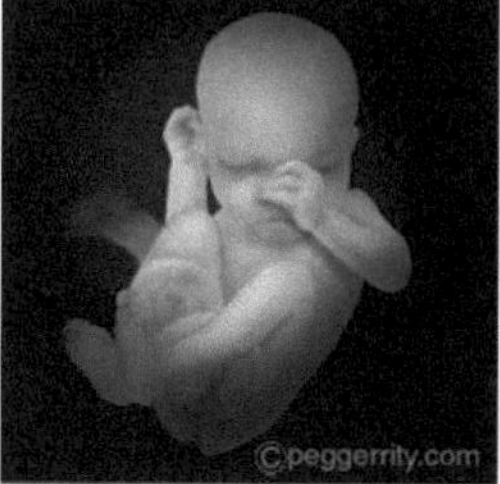

Às 32 semanas:

- Os ossos do seu bebé estão completamente formados, mas ainda são moles.
- Os pontapés e as pancadas do seu bebé são fortes.
- Os olhos podem abrir-se e fechar-se e sentir mudanças na luz.
- Os pulmões ainda não estão completamente formados, mas os movimentos de "respiração" prática ocorrem.
- O corpo do bebé começa a armazenar minerais vitais, como o ferro e o cálcio.
- O Lanugo começa a cair.
- O seu bebé está a ganhar peso rapidamente, cerca de meio quilo por semana. Agora, o seu bebé mede cerca de 15 a 17 polegadas e pesa cerca de 4 a 4^ libras.

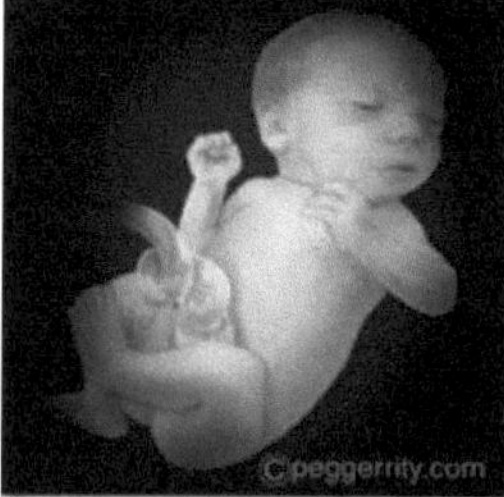

Às 36 semanas:

- A camada protetora de cera chamada vernix torna-se mais espessa.
- A gordura corporal aumenta. O seu bebé está cada vez maior e tem menos espaço para se movimentar. Os movimentos são menos enérgicos, mas sentirá os estiramentos e as oscilações.
- O seu bebé mede cerca de 30 a 40 cm e pesa cerca de 1,5 a 2,5 kg.

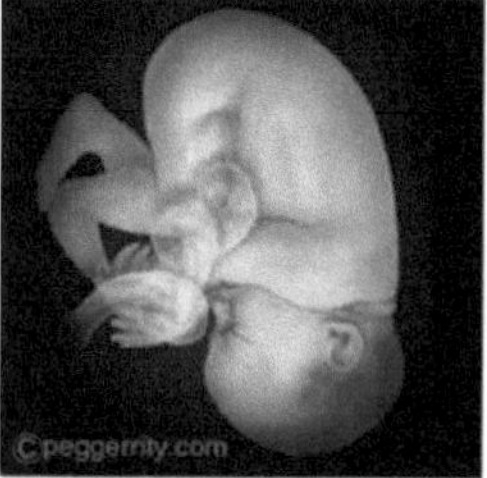

Semanas 37-40:

- Ao fim de 37 semanas, o seu bebé é considerado de termo. Os órgãos do seu bebé estão prontos para funcionar por si próprios.
- À medida que se aproxima a data prevista para o parto, o seu bebé pode ficar em posição de cabeça para baixo. A maioria dos bebés "apresenta-se" de cabeça para baixo.
- Ao nascer, o seu bebé pode pesar entre 1,5 kg e 2,5 kg e ter entre 19 e 21 polegadas de comprimento. A maioria dos bebés nascidos a termo situa-se dentro destes limites. Mas os bebés saudáveis têm muitos tamanhos diferentes.

b) Saúde durante a gravidez / Nutrição durante a gravidez

Comer bem durante a gravidez é mais do que simplesmente aumentar a quantidade de comida. Também é preciso ter em conta o que se come. Embora precise de cerca de 300 calorias extra por dia - especialmente no final da gravidez, quando o seu bebé cresce rapidamente - essas calorias devem provir de alimentos nutritivos para que possam contribuir para o crescimento e desenvolvimento do seu bebé. De facto, a ligação entre o que consome e a saúde do seu bebé é muito mais forte do que se pensava. É por isso que os médicos dizem agora, por exemplo, que nenhuma quantidade de consumo de álcool deve ser considerada segura durante a gravidez. Por exemplo, o cálcio ajuda a criar e a manter os ossos e os dentes fortes. Durante a gravidez, continua a precisar de cálcio para o seu corpo e de cálcio adicional para o seu bebé em desenvolvimento. De igual modo, necessita de mais nutrientes essenciais do que antes de engravidar. Se a sua dieta é pobre no início, é ainda mais importante certificar-se de **que** tem uma dieta saudável agora. Precisa de mais vitaminas e minerais, especialmente ácido fólico e ferro.

Leite e produtos lácteos: leite magro, iogurte/coalhada, leitelho, queijo fresco (paneer). Estes alimentos são ricos em cálcio, proteínas e vitamina B12. Fale com o seu médico sobre o que deve comer se for intolerante à lactose.

Cereais, cereais integrais, dals, **leguminosas e frutos secos**: estas são boas fontes de proteínas se não comer carne. Os vegetarianos precisam de cerca de 45 gramas de frutos secos e 2/3 de uma chávena de legumes para obterem proteínas por dia. Um ovo, 14 gramas de frutos secos ou % de uma chávena de legumes são considerados equivalentes a cerca de 28 gramas de carne, aves ou peixe.

Legumes e frutas: fornecem vitaminas, minerais e fibras. Coma uma variedade de vegetais em rotação. Não coma o mesmo vegetal dia após dia. Inclua na sua dieta vegetais como o Turai (cabaça), o Lauki (cabaça), os espinafres, a couve e a couve-flor. Os legumes e os alimentos que podem induzir o calor no corpo, como a couve-galega, o inhame, a papaia, a mostarda, a bajara e o açúcar de cana, devem ser consumidos com moderação. Se tiver antecedentes de aborto, é melhor consultar o seu médico antes de decidir sobre o seu plano de dieta.

As mulheres com tendência para sofrer de obstipação, gases e inchaço devem evitar ervilhas e outros frutos/vegetais de digestão pesada, como a batata. Em vez disso, recomenda-se o consumo de rebentos, uma vez que estão cheios de nutrientes e fibras para aliviar a obstipação. Os alimentos feitos de farinha refinada, como pão, pão de forma e pizza, podem causar acidez e aumentar a retenção de água no corpo. Por isso, estes alimentos devem ser consumidos com moderação. Frutas como banana, uvas pretas, tâmaras, damascos e castanhas de caju são muito benéficas para as mulheres grávidas.

Carne, peixe e aves de capoeira: fornecem proteínas concentradas.

Líquidos: Beba muitos líquidos, especialmente água e sumos de fruta fresca. Certifique-se de que bebe água limpa, fervida ou filtrada. Leve a sua própria água quando sair de casa, ou compre água engarrafada de uma marca de renome. A maioria das doenças é causada por vírus transmitidos pela água. Pode evitar os sumos embalados, pois têm um teor de açúcar muito elevado.

Gorduras e óleos: Ghee, manteiga, leite de coco e óleo são ricos em gorduras saturadas, que não são muito saudáveis.

Uma melhor fonte de gordura são os óleos vegetais, porque estes contêm mais gordura insaturada. Os produtos lácteos, juntamente com o peixe de água salgada e o sal marinho ou iodado, são todos boas fontes de iodo. Precisa de muito iodo na sua dieta para ajudar o desenvolvimento do seu bebé.

Alimentos - a evitar durante a gravidez:

Evite comer restos de comida, alimentos ultracongelados ou congelados. Outros alimentos a evitar durante a gravidez incluem bebidas frias, frango, carne de carneiro, cigarros, álcool, tabaco, Pan-Masala e noz de bétel. Embora não esteja provado, estudos de investigação indicaram que a inclusão de grandes quantidades de noz-moscada na dieta pode ser prejudicial para o bem-estar de uma mulher grávida.

Leite não pasteurizado (leite de búfala ou de vaca) e produtos lácteos feitos com leite não pasteurizado - não são seguros durante a gravidez. É mais provável que contenham bactérias que podem provocar uma intoxicação alimentar. É mais vulnerável a uma intoxicação alimentar durante a gravidez. Ao comer fora, evite preparações de queijo cottage (paneer), como tikkas e sanduíches de paneer cru, pois pode ser difícil saber se o paneer está suficientemente fresco.

Carne crua ou mal cozinhada, aves e ovos - Podem conter bactérias nocivas. Cozinhe toda a carne até não restarem pedaços cor-de-rosa. Cozinhe os ovos até ficarem duros; marisco cru, como ostras ou sushi não cozinhado, grandes peixes predadores, como o tubarão ou o espadarte, pois podem conter níveis inseguros de mercúrio. Estes peixes absorvem o mercúrio da água contaminada. O mercúrio liga-se firmemente às proteínas do músculo do peixe e mantém-se aí mesmo depois de o peixe ser cozinhado. O peixe processado ou enlatado é frequentemente conservado em solução salina (solução de sal), o que pode levar à retenção de líquidos. Escorra bem o peixe enlatado e coma peixe processado ocasionalmente. O consumo excessivo de álcool pode causar defeitos físicos, dificuldades de aprendizagem e problemas emocionais nas crianças. Por isso, muitos especialistas recomendam que deixe de beber álcool durante a gravidez. Reduza o consumo de cafeína. Beber mais de 200 mg de cafeína por dia aumenta o risco de aborto espontâneo e de baixo peso à nascença. Não beba mais do que duas chávenas de café instantâneo, ou duas chávenas de chá ou cinco latas de cola por dia.

Nutrient	Needed for	Best sources
Protein	Cell growth and blood production	Lean meat, fish, poultry, egg whites, beans, peanut butter, tofu
Carbohydrates	Daily energy production	Breads, cereals, rice, potatoes, pasta, fruits, vegetables
Calcium	Strong bones and teeth, muscle contraction, nerve function	Milk, cheese, yogurt, sardines or salmon with bones, spinach
Iron	Red blood cell production (to prevent anemia)	Lean red meat, spinach, iron-fortified whole-grain breads and cereals
Vitamin A	Healthy skin, good eyesight, growing bones	Carrots, dark leafy greens, sweet potatoes
Vitamin C	Healthy gums, teeth, and bones; assistance with iron absorption	Citrus fruit, broccoli, tomatoes, fortified fruit juices

Vitamin B6	red blood cell formation; effective use of protein, fat, and carbohydrates	pork, ham, whole-grain cereals, bananas
Vitamin B12	formation of red blood cells, maintaining nervous system health	Meat, fish, poultry, milk (Note: vegetarians who don't eat dairy products need supplemental B12.)
Vitamin D	healthy bones and teeth; aids absorption of calcium	fortified milk, dairy products, cereals, and breads
Folic acid	blood and protein production, effective enzyme function	green leafy vegetables, dark yellow fruits and vegetables, beans, peas, nuts
Fat	body energy stores	Meat, whole-milk dairy products, nuts, peanut butter, margarine, vegetable oils (Note: limit fat intake to 30% or less of your total daily calorie intake.)

Desejos de comer durante a gravidez: Provavelmente já conheceu mulheres que sentiram desejos por alimentos específicos durante a gravidez, ou talvez você própria tenha tido esses desejos. Algumas teorias antigas defendiam que a fome de um determinado tipo de alimento indicava que o corpo da mulher carecia dos nutrientes que esse alimento contém. Embora isso não seja verdade, ainda não se sabe ao certo porque é que estes desejos ocorrem. Algumas mulheres grávidas anseiam por chocolate, alimentos picantes, frutas e alimentos de conforto, como puré de batata, cereais e pão branco torrado. Outras mulheres anseiam por objectos não alimentares, como argila e amido de milho. O desejo e a ingestão de objectos não alimentares é conhecido como pica. Consumir coisas que não são alimentos pode ser perigoso para si e para o seu bebé. Se tiver vontade de comer objectos não alimentares, informe o seu médico. Além disso, consulte o seu médico antes de tomar quaisquer vitaminas ou produtos à base de plantas. Alguns deles podem ser prejudiciais para o feto em desenvolvimento.

c) Gravidez na adolescência / Gravidez de risco

A gravidez na adolescência é a gravidez em mulheres com menos de 20 anos de idade no momento em que a gravidez termina. Todos os dias, nos países em desenvolvimento, 20.000 raparigas com menos de 18 anos dão à luz. Isto corresponde a 7,3 milhões de nascimentos por ano. E se todas as gravidezes forem incluídas, o número de gravidezes na adolescência é muito mais elevado.

Muitas adolescentes entre os 15 e os 19 anos engravidam. Cerca de 16 milhões de mulheres entre os 15 e os 19 anos dão à luz todos os anos, o que corresponde a cerca de um por cento de todos os nascimentos a nível mundial. Noventa e cinco por cento destes nascimentos ocorrem em países de baixo e médio rendimento. A taxa média de nascimentos na adolescência nos países de rendimento médio é mais do dobro da registada nos países de rendimento elevado, sendo a taxa nos países de rendimento baixo cinco vezes mais elevada. Metade de todos os nascimentos na adolescência ocorre em apenas sete países: Bangladesh, Brasil, República Democrática do Congo, Etiópia, Índia, Nigéria e Estados Unidos. A gravidez entre adolescentes muito jovens é um problema significativo nos países de baixo e médio rendimento: quase 10% das raparigas tornam-se mães aos 16 anos, com as taxas mais elevadas na

África Subsariana e no centro-sul e sudeste da Ásia. A gravidez na adolescência é perigosa para a mãe.

Catorze por cento de todos os abortos inseguros nos países de baixo e médio rendimento ocorrem em mulheres com idades compreendidas entre os 15 e os 19 anos. Cerca de 2,5 milhões de adolescentes fazem abortos inseguros todos os anos, e as adolescentes são mais gravemente afectadas por complicações do que as mulheres mais velhas. Muitos problemas de saúde estão particularmente associados aos resultados negativos da gravidez na adolescência. Estes incluem a anemia, a malária, o VIH e outras infecções sexualmente transmissíveis, a hemorragia pós-parto e perturbações mentais, como a depressão.

Os nados-mortos e a morte na primeira semana de vida são 50% mais elevados entre os bebés nascidos de mães com menos de 20 anos do que entre os bebés nascidos de mães com 20-29 anos. As mortes durante o primeiro mês de vida são 50-100% mais frequentes se a mãe for adolescente do que se for mais velha, e quanto mais jovem for a mãe, maior é o risco. As taxas de parto prematuro, baixo peso à nascença e asfixia são mais elevadas entre os filhos de adolescentes, o que aumenta a probabilidade de morte e de problemas de saúde futuros para o bebé. As adolescentes grávidas têm mais probabilidades de fumar e consumir álcool do que as mulheres mais velhas, o que pode causar muitos problemas à criança e após o nascimento.

Efeitos

De acordo com o Fundo das Nações Unidas para a População **(UNFPA), "a gravidez entre raparigas** com menos de 18 anos tem consequências irreparáveis. Viola os direitos das raparigas, com consequências que põem em risco a sua vida em termos de saúde sexual e reprodutiva, e representa elevados custos de desenvolvimento para as comunidades, nomeadamente ao perpetuar o ciclo da **pobreza." As consequências para a saúde incluem o facto de não estarem ainda fisicamente preparadas para a gravidez** e o parto, o que leva a complicações e à subnutrição, uma vez que a maioria das adolescentes tende a provir de agregados familiares com rendimentos mais baixos. O risco de morte materna para as raparigas com menos de 15 anos nos países de baixo e médio rendimento é mais elevado do que para as mulheres na casa dos vinte anos.

É necessária uma abordagem holística para combater a gravidez na adolescência. Esta abordagem **deve incluir "proporcionar** uma educação sexual abrangente e adequada à idade de todos os **jovens, investir na educação das raparigas, prevenir o casamento infantil, a violência sexual** e a coerção, construir sociedades equitativas em termos de género através da capacitação das raparigas e do envolvimento de **homens e rapazes e garantir o acesso dos adolescentes** a **informações sobre** saúde sexual e reprodutiva, **bem como a serviços que os acolham e facilitem as suas escolhas".**

Quais são os riscos de uma gravidez na adolescência?

As mães adolescentes têm maior probabilidade de desenvolver anemia ou um nível anormalmente baixo de glóbulos vermelhos durante a gravidez. Mais frequentemente, a anemia está relacionada com uma deficiência de ferro. A anemia durante a gravidez pode causar problemas tanto para a mãe como para o bebé, incluindo um maior risco de parto prematuro e dificuldades durante o trabalho de parto e o parto. Em caso de anemia grave, o desenvolvimento do bebé antes do nascimento pode ser afetado.

Depressão pós-parto

Ter um bebé na adolescência coloca a mãe num risco acrescido de depressão pós-parto. As mães adolescentes têm cerca de duas vezes mais probabilidades de sofrer de depressão pós-parto do que as mães adultas. A depressão pós-parto é uma perturbação do humor das mães recentes e pode começar em qualquer altura do primeiro ano após o nascimento do bebé. Pode manifestar-se sob a forma de tristeza, dificuldade em dormir e ansiedade. Em casos graves, a mãe pode ter pensamentos de se magoar a si própria ou ao bebé.

Cuidados e apoio a adolescentes grávidas

Nem todas as adolescentes que engravidam e nem todos os bebés nascidos de uma mãe adolescente terão problemas de saúde, mas os riscos são definitivamente mais elevados. A prestação de cuidados pré-natais durante a gravidez pode reduzir o risco de problemas de saúde associados a uma gravidez na adolescência. Por isso, é importante consultar um médico o mais cedo possível durante a gravidez e estabelecer uma parceria para manter a mãe e o bebé saudáveis.

Riscos para a saúde do bebé

Um bebé dentro do útero de uma mulher depende muito do seu portador. Um bebé nascido de uma mãe adolescente corre mais riscos do que um bebé nascido de uma mulher adulta. 9% das adolescentes têm bebés com baixo peso à nascença (menos de 1,5 kg). Isto pode provocar problemas pulmonares, como a síndrome da angústia respiratória, ou hemorragias no cérebro, atraso mental, lesões cerebrais, dificuldade em controlar a temperatura corporal e o nível de açúcar no sangue e lesões à nascença. Têm um risco mais elevado de morrer na primeira infância do que os bebés com peso normal.

Riscos para a saúde de uma mãe adolescente

Uma mãe adolescente tem problemas especiais, tanto a nível emocional como físico. A taxa de mortalidade por complicações da gravidez é muito mais elevada para as raparigas grávidas com menos de 15 anos do que para as adolescentes mais velhas. As adolescentes grávidas têm mais probabilidades de serem subnutridas e de sofrerem um parto prematuro ou prolongado. Sete em cada dez adolescentes não recebem cuidados pré-natais, não consultam um médico, nem vão a uma clínica. As mães adolescentes correm o risco de contrair anemia, hipertensão arterial, problemas placentários e hipertensão induzida pela gravidez. As mães adolescentes correm o risco de ter problemas como um fraco aumento de peso, parto prematuro e outras complicações. Quanto mais jovem for a mãe, maior é a probabilidade de ter complicações tanto para o bebé como para a mãe.

d) **AV SIDA: videoclip** do bebé no útero e PPT sobre conceção e gravidez

e) **Actividades sobre o tema:** Jogo de papéis sobre os efeitos da gravidez na adolescência

f) **Verificar o progresso dos participantes:**

i. Escrever um breve relato da gravidez

ii. Falar com uma familiar ou amiga que esteja grávida, para partilhar a sua experiência de alegria, emoção, expetativa e ansiedade.

iii. Partilhe com os seus amigos o que sente e pensa sobre as delicadas disposições do desenvolvimento sistemático de um feto no útero.

iv. **Escreva uma pequena nota de admiração pela forma espantosa como Deus (a Natureza) "tricota" um bebé no ventre da mãe.**

CAPÍTULO 7

ABORTO

O aborto é a interrupção da gravidez por qualquer método (espontâneo ou induzido) antes de o feto estar suficientemente desenvolvido para sobreviver de forma autónoma. (feto com menos de 20 semanas de gravidez); é a interrupção da gravidez através da remoção ou expulsão do útero de um feto ou embrião antes de este ser capaz de sobreviver por si próprio. O termo aborto refere-se mais frequentemente ao aborto induzido de uma gravidez humana. O procedimento semelhante, depois de o feto ser capaz de sobreviver por si próprio, é medicamente conhecido como **"interrupção tardia da gravidez".**

a) Tipos de aborto
Os abortos podem ser classificados numa das seguintes categorias:

i) Espontâneo

ii) Induzido.

Aborto espontâneo: O aborto espontâneo, também conhecido como aborto espontâneo, é a expulsão não intencional de um embrião ou feto antes da 24ª semana de gestação. Uma gravidez que termina antes das 37 semanas de gestação e que resulta num bebé nascido vivo é conhecida como "parto prematuro" ou "nascimento pré-termo". Quando um feto morre no útero após a viabilidade, ou durante o parto, é normalmente designado por "nado-morto". Os nascimentos prematuros e os nados-mortos não são geralmente considerados abortos espontâneos, embora a utilização destes termos possa por vezes sobrepor-se.

Aborto induzido: Quando o aborto é provocado propositadamente, é conhecido como aborto induzido. Dos quase 35 milhões de abortos que ocorrem anualmente no mundo, mais de metade são ilegais e realizados por pessoas sem formação e sem qualificações e em condições altamente anti-higiénicas. Uma gravidez pode ser abortada intencionalmente de várias formas. A forma selecionada depende frequentemente da idade gestacional do embrião ou do feto, que aumenta de tamanho à medida que a gravidez avança. Podem também ser selecionados procedimentos específicos devido à legalidade, à disponibilidade regional e à preferência do médico ou da doente.

Médico

Os abortos medicamentosos são aqueles induzidos por fármacos abortivos. Os regimes mais comuns de aborto medicamentoso no início do primeiro trimestre usam mifepristona em combinação com um análogo de prostaglandina (misoprostol ou gemeprost) até 9 semanas de idade gestacional, metotrexato em combinação com um análogo de prostaglandina até 7 semanas de gestação, ou um análogo de prostaglandina sozinho.

Cirúrgico:

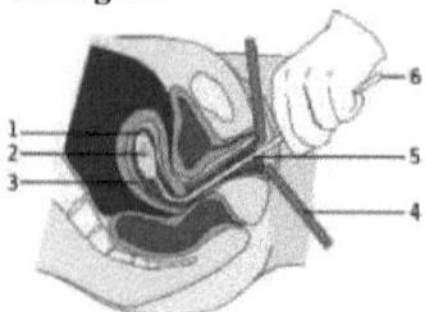

Um aborto por aspiração a vácuo às oito semanas de idade gestacional (seis semanas após a fertilização).
i) Saco amniótico

ii) Embrião iii) Revestimento uterino iv) Espéculo v) Vacúolo
vi) Ligado a uma bomba de aspiração

b) Aborto seguro / inseguro:

Os riscos do aborto para a saúde dependem do facto de o procedimento ser realizado de forma segura ou não. A Organização Mundial de Saúde define abortos inseguros como aqueles realizados por pessoas não qualificadas, com equipamento perigoso ou em instalações não higiénicas. Os abortos legais realizados no mundo desenvolvido estão entre os procedimentos mais seguros da medicina.

Aborto inseguro

As mulheres que procuram interromper a gravidez recorrem por vezes a métodos pouco seguros, sobretudo quando o acesso ao aborto legal é restrito. Elas podem tentar abortar por conta própria ou confiar em outra pessoa que não tenha treinamento médico adequado ou acesso a instalações apropriadas. Isso tende a levar a complicações graves, como aborto incompleto, sepse, hemorragia e danos aos órgãos internos.

Os abortos inseguros são uma das principais causas de lesões e morte entre as mulheres em todo o mundo; estima-se que sejam efectuados anualmente cerca de 20 milhões de abortos inseguros, 97% dos quais em países em desenvolvimento. As estimativas de mortes variam consoante a metodologia, tendo oscilado entre 37 000 e 70 000 na última década; as mortes por aborto inseguro representam cerca de 13% de todas as mortes maternas. A legalidade do aborto é um dos principais factores determinantes da sua segurança. Os países com leis restritivas em matéria de aborto registam taxas significativamente mais elevadas de aborto inseguro do que aqueles em que o aborto é legal e está disponível.

c) Complicações do aborto

Anestesia local: O bloqueio para-cervical é um método comum de anestesia para o aborto terapêutico. A injeção intravascular acidental de anestésico é um método potencialmente

complicação potencialmente fatal deste método que pode levar a convulsões, paragem cardiorrespiratória e morte.

Anestesia geral: As complicações da anestesia geral podem levar a atonia uterina com hemorragia grave. Choque cervical: Pode ocorrer síncope vasovagal produzida pela estimulação do canal cervical durante a dilatação. Normalmente, segue-se uma recuperação rápida.

Tríade pós-aborto: Dor, hemorragia e febre baixa são as queixas mais comuns. A tríade pós-aborto é normalmente causada por produtos de conceção retidos.

Hemorragia: A hemorragia excessiva durante ou após o aborto pode significar atonia uterina, laceração cervical, perfuração uterina, gravidez cervical, idade gestacional mais avançada do que o previsto ou coagulopatia (defeito de coagulação).

Hematometra: Também conhecida como síndrome pós-aborto, resulta da retenção de produtos da conceção ou de atonia uterina por outras causas. O endométrio está distendido com sangue e o útero é incapaz de se contrair para expulsar o conteúdo. As pacientes geralmente apresentam dor abdominal crescente na linha média inferior, ausência ou diminuição de sangramento vaginal e, às vezes, comprometimento hemodinâmico. Pode desenvolver-se imediatamente após o aborto ou aborto espontâneo, ou pode desenvolver-se insidiosamente.

Perfuração: As doentes com perfuração uterina não detectada durante o procedimento apresentam normalmente dor abdominal intensa, hemorragia (possivelmente muito ligeira ou ausente) e febre. Se a perfuração resultar em lesão de vasos sanguíneos importantes, as pacientes podem apresentar choque hemorrágico.

Lesão intestinal: Pode acompanhar a perfuração uterina. Se inicialmente não for reconhecida, os doentes apresentam dor abdominal, febre, sangue nas fezes, náuseas e vómitos.

Lesão da bexiga: Ocorre como resultado de perfuração uterina ou cervical. As doentes apresentam dor supra púbica e hematúria. (passagem de sangue na urina)

Aborto sético: Trata-se de endometrite. As pacientes apresentam febre, calafrios, dor abdominal, corrimento vaginal, sangramento vaginal e história de gravidez recente.

Nota: O aborto está muito relacionado com as dimensões cultural, moral, religiosa e psicológica. É necessário saber mais sobre os seus próprios pontos de vista culturais e religiosos. O que é legalmente permitido não pode ser moralmente permitido. Por isso, tem de ser discutido numa perspetiva mais alargada. As pessoas que se submetem a um aborto apresentam, frequentemente, muito desconforto psicológico e traumas numa fase posterior das suas vidas. As raparigas que se submetem a um aborto antes do casamento carregam um sentimento de medo e ansiedade durante muito tempo. É aconselhável que se encontrem com um especialista para aconselhamento.

A lei indiana sobre o PTM:

A lei relativa à interrupção médica da gravidez foi promulgada pelo Parlamento indiano em 1971 e entrou em vigor em 1 de abril de 1972. A lei MTP foi novamente revista em 1975.

d) Ajudas audiovisuais:

i. Gráficos e documentários para mostrar a realidade do aborto.
ii. Convidar um advogado para explicar os pormenores básicos do estatuto jurídico do aborto na Índia e no mundo em geral.
iii. Convidar um psiquiatra para partilhar as suas experiências sobre como lidar com as pacientes que sofrem de traumas psicológicos após a realização de um aborto.
iv. Convidar especialistas de diferentes tradições religiosas para falarem sobre as suas crenças e convicções relativamente à questão do aborto.

e) Actividades sobre o tema:

i. Amarrar um saco de areia, pesando cerca de 5 a 10 kg, à volta da cintura de uma rapariga durante algum tempo para sentir os desconfortos e as dores das mulheres grávidas durante a **gravidez. Isto permitir-lhe-á apreciar a** luta e o sofrimento **da sua mãe** quando a carregava ao colo. Para além disso, isto irá alertá-la para ter cuidado e ser responsável ao evitar gravidezes antes do casamento e indesejadas.
ii. Falar com uma pessoa conhecida que tenha sido recentemente submetida a um aborto para conhecer as dimensões físicas e psicológicas envolvidas em toda a questão do aborto.

f) Feedback dos alunos:

i. Escreva uma breve nota sobre os dois tipos de aborto.
ii. Descrever os factores de risco envolvidos nos abortos inseguros.
iii. Tem sugestões para educar as pessoas, especialmente os pobres e os analfabetos, sobre os factores de risco do aborto?

Acha que todos os rapazes e raparigas devem ser ensinados sobre as questões do aborto? Porquê? Quais seriam os métodos corretos para o fazer? - Discuta esta questão em grupos mais pequenos.

CAPÍTULO 8

DIREITOS E SAÚDE RECPRODUTIVOS (Contraceptivos)

Todas as mulheres têm direito a cuidados de saúde acessíveis, económicos e adequados que tenham em conta as suas necessidades culturais. Têm o direito de aceder aos cuidados de saúde sem discriminação. E têm o direito a cuidados de saúde que respondam às suas necessidades específicas enquanto mulheres. A saúde sexual e reprodutiva engloba uma série de serviços de prevenção e tratamento. Os exemplos incluem: informação correta sobre a transmissão do VIH; a capacidade de escolher se e quando engravidar; resposta à violência contra as mulheres; e serviços para infecções sexualmente transmissíveis e doenças do aparelho reprodutor, como o cancro do colo do útero. O acesso a estes serviços é parte integrante do direito universal ao mais elevado nível de saúde possível, mas, uma vez que estes serviços são cuidados básicos apenas para mulheres e raparigas, a sua proteção requer uma atenção especial. Uma das frentes mais importantes da luta pelos direitos humanos das mulheres diz respeito à autonomia sexual e reprodutiva e às formas coercivas e muitas vezes violentas como essa autonomia é suprimida. Por exemplo, as mulheres e as raparigas podem ser esterilizadas à força por serem portadoras de VIH, por terem nascido com problemas intersexuais ou por pertencerem a um grupo étnico reprimido, ou podem ser sujeitas a testes de virgindade. Por vezes, a coerção assume a forma de falta de acesso a cuidados básicos de saúde e contraceção.

Os direitos reprodutivos assentam no reconhecimento do direito básico de todos os casais e indivíduos de decidirem livre e responsavelmente o número, o espaçamento e a altura dos seus filhos e de disporem da informação e dos meios para o fazer, bem como do direito de atingirem o mais elevado nível de saúde sexual e reprodutiva. Os direitos reprodutivos podem incluir alguns ou todos os seguintes aspectos: o direito ao aborto legal e seguro; o direito ao controlo da natalidade; a ausência de esterilização e contraceção forçadas; o direito de acesso a cuidados de saúde reprodutiva de boa qualidade; e o direito à educação e ao acesso a escolhas reprodutivas livres e informadas. Os direitos reprodutivos podem também incluir o direito a receber educação sobre infecções sexualmente transmissíveis e outros aspectos da sexualidade, bem como a proteção contra práticas baseadas no género, como a mutilação genital feminina.

a) Saúde reprodutiva

A saúde reprodutiva implica que as pessoas sejam capazes de ter uma vida sexual responsável, satisfatória e segura e que tenham a capacidade de se reproduzir e a liberdade de decidir se, quando e com que frequência o fazem. Uma interpretação deste princípio implica que os homens e as mulheres devem ser informados e ter acesso a métodos de controlo da natalidade seguros, eficazes, acessíveis e aceitáveis; também o acesso a serviços de saúde adequados em matéria de medicina sexual e reprodutiva e a aplicação de programas de educação para a saúde que sublinhem a importância de as mulheres passarem pela gravidez e pelo parto em segurança podem proporcionar aos casais as melhores hipóteses de terem um filho saudável. Os indivíduos enfrentam efetivamente desigualdades nos serviços de saúde reprodutiva. As desigualdades variam em função do estatuto socioeconómico, do nível de educação, da idade, da etnia, da religião e dos recursos disponíveis no seu ambiente. É possível, por exemplo, que os indivíduos com baixos rendimentos não disponham de recursos para serviços de saúde adequados e de conhecimentos que lhes permitam saber o que é adequado para manter a saúde reprodutiva.

Saúde sexual

A definição de saúde sexual é que "é um estado de bem-estar físico, emocional, mental e social em relação à sexualidade; não é meramente a ausência de doença, disfunção ou enfermidade. A saúde sexual requer uma abordagem positiva e respeitosa da sexualidade e das relações sexuais, bem como a possibilidade de ter experiências sexuais agradáveis e seguras, livres de coerção, discriminação e violência. Para que a saúde sexual seja alcançada e mantida, os direitos sexuais de todas as pessoas devem ser respeitados, protegidos e cumpridos."

b) Contraceptivos

A melhor forma de reduzir o risco de uma gravidez indesejada entre as mulheres sexualmente activas é utilizar um método contracetivo eficaz de forma correta e consistente. Entre os métodos contraceptivos reversíveis, a contraceção intra-uterina e o implante contracetivo permanecem altamente eficazes durante anos, uma vez colocados corretamente. A eficácia da injeção contraceptiva, das pílulas, do adesivo e do anel, bem como dos métodos de barreira e dos métodos baseados na sensibilização para a fertilidade, depende de uma utilização correta e consistente, pelo que estes métodos têm uma eficácia inferior com uma utilização habitual.

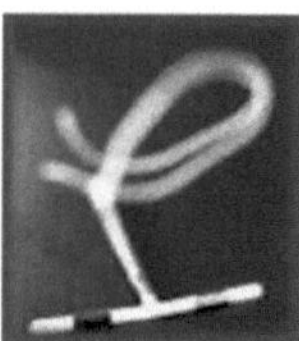

Dispositivo intrauterino (DIU) de cobre T - Este DIU é um pequeno dispositivo com a forma de um **"T". O seu médico coloca-o no interior do útero para evitar a gravidez. Pode permanecer** no útero até 10 anos. Taxa de falha de utilização típica: 0.8%.

Sistema intrauterino de levonorgestrel (DIU LNG) - O DIU LNG é um pequeno dispositivo em forma de T, como o DIU T de cobre. É colocado no interior do útero por um médico. Liberta uma pequena quantidade de progestina todos os dias para evitar a gravidez. O DIU LNG permanece no útero até 5 anos. Taxa de falha de utilização típica: 0.2%.

Métodos hormonais

Implante: o implante é uma **haste única e fina que é inserida sob a pele da** parte superior do braço **da mulher**. A haste contém uma progestina que é libertada no organismo ao longo de 3 anos. Taxa de insucesso de utilização típica: 0.05%.

Injeção ou "injeção" - As mulheres recebem injecções da hormona progestina nas nádegas ou no braço de três em três meses, dadas pelo seu médico. Taxa típica de insucesso da utilização: 6%.

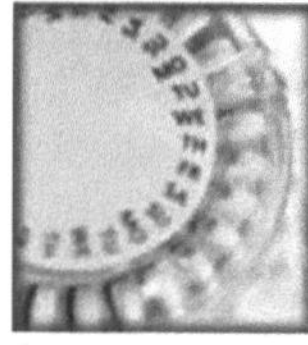

Contraceptivos orais combinados - também chamados "a pílula", os contraceptivos orais combinados contêm as hormonas estrogénio e progestina. São prescritos por um médico. Toma-se um comprimido à mesma hora todos os dias. Se tiver mais de 35 anos e for fumadora, tiver antecedentes de coágulos sanguíneos ou cancro da mama, o seu médico pode aconselhá-la a não tomar a pílula. Taxa de falha de utilização típica: 9%.

Pílula só de progestina - ao contrário da pílula combinada, a pílula só de progestina (por vezes chamada mini-pílula) tem apenas uma hormona, a progestina, em vez de estrogénio e progestina. É prescrita por um médico. É tomada à mesma hora todos os dias. Pode ser uma **boa opção para as mulheres que não podem tomar estrogénio. Taxa típica de insucesso da utilização: 9%.**

Patch contracetivo

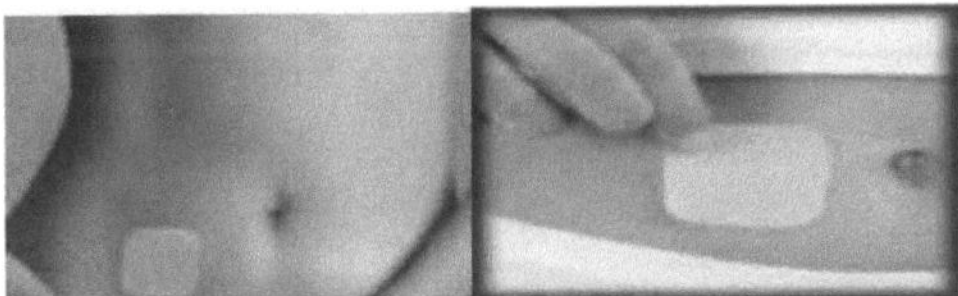

Aprovado em 2002, o adesivo é uma pequena tira adesiva que é aplicada na pele, permitindo que as hormonas entrem diretamente na corrente sanguínea.

O adesivo é aplicado em qualquer parte do corpo, exceto nos seios, nas palmas das mãos ou nas plantas dos pés **Patch - este** adesivo cutâneo é usado na parte inferior do abdómen, nas nádegas ou na parte superior do corpo (mas não nos seios). Este método é prescrito por um médico. Liberta as hormonas progestina e estrogénio na corrente sanguínea. Coloca-se um novo penso uma vez por semana durante três semanas. Durante a quarta semana, não se usa o penso, pelo que se pode ter um período menstrual. Taxa típica de insucesso da utilização: 9%, mas pode ser mais elevada em mulheres que pesam mais de 90 quilos. A irritação da pele no local de colocação do adesivo ocorre em cerca de 20% das utilizadoras.

A eficácia, os mecanismos de ação, as vantagens, as desvantagens, os efeitos secundários maiores e menores, os sinais de alerta e os métodos duplos são semelhantes aos da pílula contraceptiva oral. É aplicado um adesivo por semana, durante três semanas, no mesmo dia, também designado por **"dia de mudança do adesivo". Durante a quarta semana, não é utilizado qualquer adesivo (designada por "semana sem adesivo"). Normalmente, ocorre uma hemorragia de privação durante a semana sem adesivo. Considere o uso de** contraceção de emergência se o adesivo estiver fora de uso por mais de um ou dois dias e ocorrerem relações sexuais desprotegidas. Uma vantagem importante do adesivo é que a mulher não precisa de se lembrar de tomar um comprimido todos os dias. Uma vez que as hormonas entram diretamente na corrente sanguínea, evitando a degradação no fígado, a possibilidade de efeitos secundários gastrointestinais (por exemplo, náuseas e vómitos) é menor.

Anel contracetivo vaginal hormonal - o anel liberta as hormonas progestina e estrogénio. Coloca-se o anel no interior da vagina. Usa-se o anel durante três semanas; retira-se durante a semana em que tem o período e depois coloca-se um novo anel.

Anel vaginal

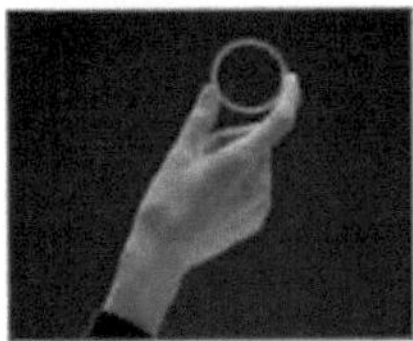

Aprovado em 2002, o Nuva Ring é um anel macio e flexível que liberta uma quantidade baixa e constante de estrogénio e progestina, que são absorvidos pela corrente sanguínea através da vagina. A eficácia, os mecanismos de ação, as vantagens, as desvantagens, os efeitos secundários maiores e menores, os sinais de alerta e os métodos duplos são semelhantes aos da pílula contraceptiva oral.

A utilização do anel requer geralmente conforto na auto-inserção. O anel é inserido na **vagina, mas a sua colocação é indiferente, desde que seja seguro. Devido ao facto de ser colocado na** vagina, algumas pessoas ficam confusas e pensam que o anel proporciona algum tipo de barreira física, o que não acontece. Após a inserção, o anel é deixado no local durante três semanas seguidas e retirado ao fim de 21 dias, para permitir uma semana sem anel, altura em que normalmente ocorre uma hemorragia de privação. Considerar a utilização de um método de reserva, como o preservativo ou a contraceção de emergência, se o anel ficar fora da vagina durante mais de três horas, ou se o novo anel não for reinserido a tempo após a inserção, a mulher não precisa de se lembrar de tomar um comprimido todos os dias.

Progestina - Apenas contraceptivos hormonais

Os métodos que utilizam apenas progestina oferecem opções para as mulheres que não podem utilizar estrogénio e para as mulheres que estão a amamentar. Depo Provera, Noristerat, a mini-pílula, Norplant, previnem a gravidez ao Inibindo a ovulação através da supressão da FSH e da LH (hormona folículo-estimulante, hormona luteinizante) e eliminando o pico de LH. Espessamento do muco cervical e prevenção da penetração do esperma. Produzindo alterações no revestimento do endométrio.

Contraceção de emergência: A contraceção de emergência não é um método contracetivo regular. A contraceção de emergência pode ser utilizada depois de não ter sido utilizado nenhum método contracetivo durante a relação sexual, ou se o método contracetivo falhou, como no caso de um rompimento do preservativo. As mulheres podem colocar o DIU Copper T no prazo de cinco dias após uma relação sexual desprotegida. As mulheres podem tomar as pílulas contraceptivas de emergência até 5 dias após a relação sexual desprotegida, mas quanto mais cedo as pílulas forem tomadas, melhor funciona.

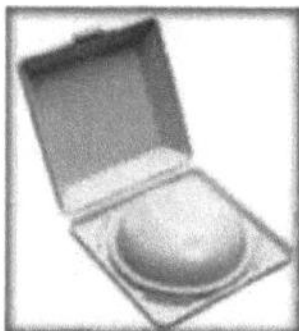

Métodos de barreira

Diafragma ou capuz cervical: cada um destes métodos de barreira é colocado dentro da vagina para cobrir o colo do útero e bloquear os espermatozóides. O diafragma tem a forma de um copo pouco profundo. O tampão cervical é um tampão de borracha em forma de dedal ou de cúpula que é colocado antes da relação sexual. Antes da relação sexual, coloca-os com espermicida para bloquear ou matar os espermatozóides. O diafragma e o capuz cervical são de tamanhos diferentes, pelo que deve consultar o seu médico para obter um ajuste correto. Taxa de insucesso de utilização típica: 12%.

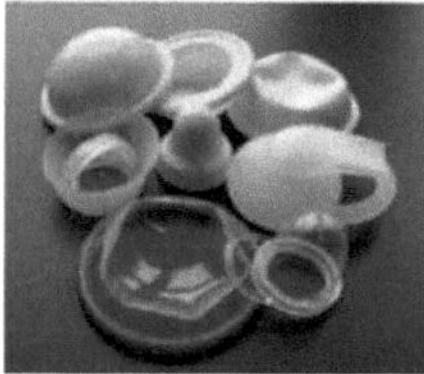

Foto cedida pelo CBAS

É aplicada uma geleia **espermicida** (que mata os espermatozóides) no interior do diafragma antes de este ser inserido. O diafragma é inserido até seis horas antes da relação sexual e deve ser mantido no sítio durante seis horas após a relação sexual. Se a relação sexual se repetir, deve ser introduzido mais espermicida na vagina com um aplicador, sem retirar o diafragma.

Eficácia A eficácia do diafragma numa utilização perfeita é de 94%. Com uma utilização normal, é de 80%.

Benefícios/Vantagens Existem poucos riscos médicos associados ao diafragma.

Desvantagens/Riscos Em casos raros, os utilizadores referem irritação ou alergia ao espermicida.

O único efeito secundário importante da utilização do diafragma é a **síndrome do choque tóxico (SCT)**, uma doença rara mas grave causada pela bactéria Staphylococcus aureus. O risco de

A SST é muito baixa entre as utilizadoras de métodos de barreira (são de esperar três casos por ano por cada 100.000 mulheres que utilizem métodos de barreira vaginais, resultando numa morte por cada 100.000 utilizadoras).

Tampão cervical. O tampão cervical é um pequeno copo de borracha que se ajusta confortavelmente ao colo do útero.

Antes da inserção, o espermicida é colocado no interior da tampa. Não é necessário colocar mais espermicida em caso de relações sexuais repetidas. O tampão pode ser deixado no sítio até 48 horas. A utilização do tampão durante mais de 48 horas não é recomendada (risco acrescido de SST).

Eficácia. A eficácia da tampa é de 74% em caso de utilização perfeita e de 60% em caso de utilização normal.

Desvantagens / Riscos: Os tamanhos limitados de capuzes cervicais estão disponíveis nos EUA, o que significa que algumas mulheres não poderão ser adaptadas ao capuz. Existem tamanhos adicionais noutros países desenvolvidos.

Métodos não hormonais

Proteção contra as IST: Embora o preservativo masculino de látex seja o melhor método de prevenção da transmissão das IST e do VIH, outros métodos de barreira, como o diafragma e o capuz cervical, também podem proporcionar alguma proteção contra as IST/VIH.

Espermicidas: Estes produtos actuam matando os espermatozóides e existem em várias formas, como espuma, gel, creme, película, supositório ou comprimido. São colocados na vagina, no máximo, uma hora antes da relação sexual. Devem ser deixados no local pelo menos seis a oito horas após a relação sexual. Pode utilizar um espermicida para além do preservativo masculino, do diafragma ou do capuz cervical. Podem ser comprados em farmácias. Taxa típica de insucesso da utilização: 28%.

Esponja: A esponja é uma peça pequena, macia e redonda de espuma de poliuretano que contém espermicida e é inserida na vagina antes da relação sexual.

Antes de a introduzir na vagina, a esponja deve ser molhada com uma pequena quantidade de água para ativar o espermicida. A esponja é inserida de forma a cobrir o colo do útero e posicionada com o laço de nylon na parte inferior para facilitar a remoção. A esponja protege durante 24 horas, mesmo com relações sexuais repetidas, e deve ser deixada no local durante pelo menos seis horas após a relação sexual. Não deve ser usada durante mais de 30 horas devido ao risco acrescido de SST. A esponja só pode ser utilizada uma vez e deve ser deitada fora num recipiente de lixo e não na sanita. Eficácia A eficácia da esponja com uma utilização perfeita para mulheres que nunca deram à luz é de 91%. Com uma utilização normal, é de 84%. A eficácia da esponja com uma utilização perfeita para as mulheres que já deram à luz é de 80%. Com uma utilização normal, é de 68%.

Benefícios/vantagens

A esponja está disponível sem receita médica e pode ser inserida até 24 horas antes da relação sexual.

Desvantagens/Riscos

A esponja contém nonoxinol-9, um espermicida que pode causar irritação no tecido vaginal, aumentando a suscetibilidade às IST, incluindo o VIH.

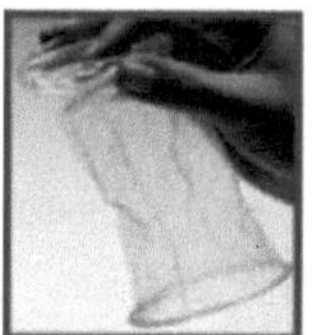

Preservativo feminino: É usado pela mulher: ajuda a impedir que os espermatozóides entrem no seu corpo. É embalado com um lubrificante e está disponível nas farmácias. Pode ser colocado até oito horas antes da relação sexual. Taxa de insucesso de utilização típica: 21%, e também pode ajudar a prevenir as DST.

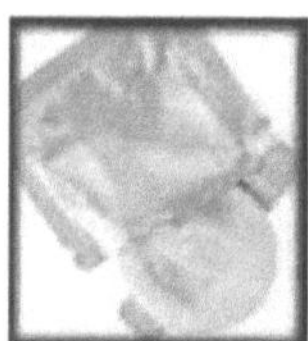

Preservativo masculino: É usado pelo homem; impede que o esperma entre no corpo da mulher. Os preservativos de látex, o tipo mais comum, ajudam a prevenir a gravidez, o VIH e outras IST, tal como os preservativos sintéticos mais recentes. Os preservativos só podem ser usados uma vez. Pode comprar preservativos, gelatina KY ou lubrificantes à base de água numa farmácia. Não utilize lubrificantes à base de óleo, como óleos de massagem, óleo de bebé, loções ou vaselina com preservativos de látex. Estes enfraquecerão o preservativo, provocando o seu rasgamento ou rutura. Taxa de falha de utilização típica: 18, a eficácia é de 98% com uma utilização perfeita e de cerca de 85% com uma utilização típica.

Vantagens/Benefícios: Oferece proteção contra a gravidez e as IST/VIH.
Amplamente acessível sem receita médica. Quase não provoca efeitos secundários médicos.

Métodos permanentes de controlo da natalidade

A esterilização contraceptiva é um método permanente, seguro e altamente eficaz de controlo da natalidade. Estes métodos destinam-se a pessoas que têm a certeza de que não desejam uma gravidez no futuro.

Os seguintes métodos têm uma taxa de insucesso de utilização típica inferior a 1%.

Esterilização feminina-Ligadura tubária ou "amarração das trompas", conhecida como tubectomia: Uma mulher pode ter as suas trompas de Falópio atadas (ou fechadas) para que os espermatozóides e os óvulos não se possam encontrar para a fertilização. O procedimento pode ser feito num hospital ou num centro cirúrgico ambulatório. Pode ir para casa no mesmo dia da cirurgia e retomar as suas actividades normais dentro de alguns dias. Este método tem efeito imediato.

Esterilização Transcervical - Um tubo fino é utilizado para introduzir um pequeno dispositivo em cada trompa de Falópio. O dispositivo irrita as trompas de Falópio e provoca o crescimento de tecido cicatricial que obstrui permanentemente as trompas. O tecido cicatricial pode demorar cerca de três meses a crescer, pelo que deve utilizar outra forma de contraceção durante este período. Volte a consultar o seu médico para efetuar um teste para verificar se o tecido cicatricial bloqueou totalmente as suas trompas de Falópio.

Esterilização masculina, (Vasectomia): Esta operação é feita para impedir que o esperma de um homem vá para o seu pénis, de modo a que a sua ejaculação nunca tenha esperma que possa fertilizar um óvulo. O procedimento é feito num centro cirúrgico ambulatório. O homem pode ir para casa no mesmo dia. O tempo de recuperação é inferior a uma semana. Após a operação, o homem visita o seu médico para fazer análises para contar os espermatozóides e para se certificar de que a contagem de espermatozóides desceu para zero; isto demora cerca de 12 semanas. **Deve ser utilizada outra forma de controlo da natalidade até que a contagem de espermatozóides do homem** tenha baixado para zero.

c) **Planeamento familiar natural ou sensibilização para a fertilidade:** Compreender o seu padrão pode ajudá-la a planear engravidar ou a evitar engravidar. O seu padrão de fertilidade é o número de dias do mês em que é fértil (capaz de engravidar), os dias em que é infértil e os dias em que a fertilidade é improvável, mas possível. Se tiver um ciclo menstrual regular de 28 dias, os seus dias de fertilidade são de 11 a 18 dias do seu ciclo. Se não quiser engravidar, não tem relações sexuais nos dias em que é fértil ou utiliza um método contracetivo de barreira nesses dias. As taxas de insucesso variam consoante estes métodos. Taxa global de insucesso de utilização típica: 24%

d) **AV SIDA**: PPT e artigos sobre contraceptivos para mostrar na aula

e) **Actividades sobre o tema:**

- Jogo de papéis sobre as consequências do aborto na adolescência

f) **Feedback dos alunos:**

i. Escreva uma breve nota sobre vários casos de violação dos direitos humanos das raparigas / mulheres?
ii. Quais são as medidas a adotar para pôr termo a esta violência?
iii. Quais são alguns dos métodos contraceptivos eficazes para homens / mulheres?
iv. Quais são algumas das consequências da falta de conhecimento sobre os contraceptivos e como é que isso afecta os homens/mulheres e a sociedade em geral?
v. Quais são as suas sugestões para aumentar o conhecimento dos contraceptivos entre as pessoas, especialmente entre os pobres e os analfabetos?

CAPÍTULO 9

INFECÇÕES SEXUALMENTE TRANSMISSÍVEIS

a) Doenças sexualmente transmissíveis:

As infecções sexualmente transmissíveis (IST), também designadas por doenças sexualmente transmissíveis (DST) e doenças venéreas (DV), são infecções que se propagam habitualmente através do sexo, especialmente através de relações sexuais vaginais, sexo anal e sexo oral. A maioria das IST não provoca sintomas no início. Isto resulta num maior risco de transmitir a doença a outras pessoas. Sintomas

e os sinais de doença podem incluir corrimento vaginal, corrimento peniano, úlceras nos órgãos genitais ou à volta deles e dor pélvica. As IST contraídas antes ou durante o parto podem ter consequências negativas para o bebé. Algumas ISTs podem causar problemas com a capacidade de engravidar.

b) As infecções sexualmente transmissíveis incluem:

A clamídia é uma infeção sexualmente transmissível causada pela bactéria Chlamydia trachomatis. Nas mulheres, os sintomas podem incluir corrimento vaginal anormal, ardor ao urinar e hemorragia entre períodos, embora a maioria das mulheres não apresente quaisquer sintomas. Nos homens, os sintomas incluem dor ao urinar e corrimento anormal do pénis. Se não for tratada, tanto nos homens como nas mulheres, a clamídia pode infetar o trato urinário e levar potencialmente à doença inflamatória pélvica (DIP), o que pode causar problemas graves durante a gravidez e até pode causar infertilidade. Pode provocar na mulher uma gravidez ectópica potencialmente mortal, em que a criança se forma e desenvolve fora do útero. No entanto, a clamídia pode ser curada com antibióticos.

Herpes: As duas formas mais comuns de herpes são causadas pela infeção pelo vírus herpes simplex (HSV). O HSV-1 é normalmente adquirido por via oral e causa herpes labial, o HSV-2 é normalmente adquirido durante o contacto sexual e afecta os órgãos genitais, mas qualquer uma das estirpes pode afetar a pessoa.

A gonorreia é causada por uma bactéria que vive nas membranas mucosas húmidas da uretra, vagina, reto, boca, garganta e olhos. A infeção pode propagar-se através do contacto com o pénis, a vagina, a boca ou o ânus. Os sintomas da gonorreia aparecem normalmente 2 a 5 dias após o contacto com um parceiro infetado, no entanto, alguns homens podem não notar sintomas durante um mês. Os sintomas nos homens incluem ardor e dor ao urinar, aumento da frequência urinária, corrimento do pénis (branco, verde ou amarelo), uretra vermelha ou inchada, testículos inchados ou sensíveis, ou dor de garganta. Nas mulheres, os sintomas podem incluir corrimento vaginal, ardor ou comichão ao urinar, relações sexuais dolorosas, dores fortes na parte inferior do abdómen ou febre (ambas ocorrem se a infeção se espalhar para as trompas de Falópio), mas muitas mulheres não apresentam quaisquer sintomas. Existem algumas estirpes de gonorreia resistentes aos antibióticos, mas a maioria dos casos pode ser curada com antibióticos.

Sífilis secundária: A sífilis é uma IST causada por uma bactéria. Se não for tratada, pode levar a complicações e à morte. As manifestações clínicas da sífilis incluem a ulceração do trato uro-genital, da boca ou do reto; se não for tratada, os sintomas agravam-se. Nos últimos anos, a prevalência da sífilis diminuiu na Europa Ocidental, mas aumentou na Europa Oriental (antigos Estados soviéticos). A incidência de sífilis é elevada em locais como os Camarões, o Camboja e a Papua Nova Guiné. As infecções por sífilis estão a aumentar nos Estados Unidos.

A tricomoníase é uma IST comum que é causada pela infeção por um parasita protozoário chamado Trichomonas vaginalis. A tricomoníase afecta tanto as mulheres como os homens, mas os sintomas são mais comuns nas mulheres. A maioria dos doentes é tratada com um antibiótico chamado metronidazol, que é muito eficaz.

c) VIH/SIDA

Vamos tratar este tópico em pormenor porque é a infeção mais conhecida e perigosa.

A infeção pelo vírus da imunodeficiência humana e a síndrome da imunodeficiência adquirida (VIH/SIDA) é um espetro de doenças causadas pela infeção pelo vírus da imunodeficiência humana (VIH).

Definição: A SIDA (Síndrome de Imunodeficiência Adquirida) é uma doença crónica, potencialmente fatal, causada pelo Vírus da Imunodeficiência Humana (VIH). Ao danificar o seu sistema imunitário, o VIH interfere com a capacidade do seu corpo de combater os organismos que causam a doença. O VIH é uma infeção sexualmente transmissível. Também pode ser transmitido por contacto com sangue infetado ou de mãe para filho durante a gravidez, o parto ou a amamentação. Pode levar anos até que o VIH enfraqueça o seu sistema imunitário ao ponto de lhe causar SIDA. Não há cura para o VIH/SIDA, mas existem medicamentos que podem retardar drasticamente a progressão da doença. Estes medicamentos reduziram as mortes por SIDA em muitos países desenvolvidos. Mas o VIH continua a dizimar populações em África, no Haiti e em partes da Ásia. O VIH/SIDA tem tido um grande impacto na sociedade, quer como doença quer como fonte de discriminação.

Sintomas:

Os sintomas do VIH e da SIDA variam, dependendo da fase da infeção. As fases de progressão da infeção pelo VIH incluem a infeção primária, a infeção assintomática, a infeção sintomática e a SIDA.

Infeção primária

A maioria das pessoas infectadas pelo VIH desenvolve uma doença semelhante à gripe no espaço de um ou dois meses após a entrada do vírus no organismo. Esta doença, conhecida como infeção primária ou aguda pelo VIH, pode durar algumas semanas. Os possíveis sinais e sintomas incluem: Febre, dor de cabeça, dores musculares, erupção cutânea, calafrios, dor de garganta, úlceras na boca ou nos genitais, glândulas linfáticas inchadas, principalmente no pescoço, dor nas articulações, suores noturnos, fadiga e diarreia. Embora os sintomas da infeção primária pelo VIH possam ser suficientemente ligeiros para passarem despercebidos, a quantidade de vírus na corrente sanguínea (carga viral) é particularmente elevada nesta altura. Como resultado, a infeção pelo VIH propaga-se mais eficazmente durante a infeção primária do que durante a fase seguinte da infeção.

Transmissão do VIH

Para ficar infetado com VIH (HIV), é necessário que o sangue, o sémen ou as secreções vaginais infectadas entrem no seu corpo. Não se pode ficar infetado através de contacto normal, como abraçar, beijar, dançar ou apertar a mão de alguém que tenha VIH ou SIDA. O VIH não pode ser transmitido pelo ar, pela água ou por picadas de insectos. O VIH pode ser infetado de várias outras formas, incluindo O VIH é transportado nos fluidos corporais e é transmitido através da atividade sexual. Também pode ser transmitido por contacto com sangue infetado, amamentação, parto e de mãe para filho durante a gravidez. O VIH é transmitido principalmente através de relações sexuais desprotegidas (incluindo sexo anal e oral), transfusões de sangue contaminado, agulhas hipodérmicas e de mãe para filho durante a gravidez e o parto, através da partilha de agulhas e seringas contaminadas com sangue infetado. A partilha de material de consumo de drogas por via intravenosa coloca-o em risco elevado de contrair o VIH e outras doenças infecciosas, como a hepatite.

Quando a doença foi descoberta pela primeira vez na década de 1980, as pessoas que tinham SIDA não tinham probabilidade de viver mais do que alguns anos. Atualmente, existem medicamentos anti-retrovirais (ARV) disponíveis para tratar as infecções por VIH. Pelo menos até agora, não existe uma cura conhecida para o VIH ou para a SIDA, mas os medicamentos ajudam a suprimir o vírus. Ao suprimir a quantidade de vírus no organismo, as pessoas podem ter uma vida mais longa e saudável. Mesmo que os seus níveis de vírus sejam baixos, ainda podem transmitir o vírus a outras pessoas.

Desde a sua descoberta, a SIDA causou cerca de 36 milhões de mortes em todo o mundo (em 2012). Em 2013, provocou cerca de 1,34 milhões de mortes. Em 2012, cerca de 35,3 milhões de pessoas viviam com o VIH em todo o mundo.

Factores de risco

Sexo sem proteção: Sexo sem proteção significa ter relações sexuais sem usar sempre um novo preservativo de látex ou poliuretano. O sexo anal é mais arriscado do que o sexo vaginal. O risco aumenta se tiver múltiplos parceiros sexuais.

Tem outra IST: Muitas infecções sexualmente transmissíveis (IST) produzem feridas abertas nos seus órgãos genitais. Estas feridas funcionam como portas de entrada para o VIH no seu corpo.

Consumo de drogas por via intravenosa: As pessoas que consomem drogas por via intravenosa partilham frequentemente agulhas e seringas. Isto expõe-nas a gotículas de sangue de outras pessoas.

Sexo com um homem não circuncidado: Estudos indicam que a falta de circuncisão aumenta o risco de transmissão heterossexual do VIH

Ajudas audiovisuais:

i. Imagens de vírus e doenças DST / DST / SIDA
ii. Documentários que mostram o estigma social e cultural dos doentes com SIDA

Actividades sobre o tema

i. Visita a um centro de reabilitação para doentes com SIDA
ii. Interagir com as pessoas, especialmente os pobres e os analfabetos, para conhecer o seu nível de conhecimento sobre a SIDA.

Feedback dos alunos:

i. Mencionar algumas das IST e DST mais comuns, com os respectivos sintomas.
ii. Como é que o VIH é transmitido e como é que não é transmitido?
iii. Quais são as medidas que o governo e os indivíduos da sociedade devem tomar para travar a propagação da SIDA?
iv. Considera que os conhecimentos sobre as IST e as competências para a vida são necessários para um adolescente? Porquê? Apresente pelo menos cinco razões.
v. Quais são as concepções erradas e os receios comuns em relação ao tratamento dos doentes com SIDA?
vi. Encontrou um adulto ou um colega de escola infetado com SIDA? Interage com ele(a) sem inibições? Quais são os medos que te impedem de interagir com ele? Partilha com os teus amigos do grupo.

CAPÍTULO 10

COMPETÊNCIAS DE VIDA (10 competências essenciais)

As competências para a vida foram definidas pela Organização Mundial de Saúde **(OMS) como "capacidades de** comportamento adaptativo e positivo que permitem aos indivíduos lidar eficazmente com as **exigências e os desafios da vida quotidiana". Representam as** competências psicossociais que determinam o comportamento valorizado e incluem competências de reflexão, como a resolução de problemas e o pensamento crítico, competências pessoais, como a autoconsciência, e competências interpessoais. A prática das competências para a vida conduz a qualidades como a autoestima, a sociabilidade e a tolerância, a competências de ação para agir e gerar mudanças e a capacidades para ter a liberdade de decidir o que fazer e quem ser. As aptidões para a vida são, portanto, claramente diferentes das aptidões motoras físicas ou perceptivas, como as aptidões práticas ou de saúde, bem como das aptidões de subsistência, como o artesanato, a gestão de dinheiro e as aptidões empresariais. No entanto, a educação para a saúde e para os meios de subsistência pode ser concebida de forma a complementar a educação para as competências de vida e vice-versa.

a) Competências essenciais para a vida: Podemos pensar em dez competências essenciais, em três categorias, como se segue.

i) Competências sociais

- **Auto-conhecimento**: Inclui o reconhecimento de nós próprios, do nosso carácter, dos nossos pontos fortes e fracos, dos nossos desejos, gostos e aversões. Desenvolver o autoconhecimento pode ajudar-nos a reconhecer quando estamos stressados ou nos sentimos pressionados.
- **Comunicação eficaz**: Significa que somos capazes de nos exprimir, tanto verbalmente como não verbalmente, de formas adequadas às nossas culturas e situações.
- **Relações interpessoais:** Esta competência ajuda-nos a relacionarmo-nos de forma positiva com as pessoas com quem interagimos. Isto pode significar ser capaz de estabelecer e manter relações de amizade, o que pode ser de grande importância para o nosso bem-estar mental e social.
- **Empatia:** Para ter uma relação bem sucedida com os nossos entes queridos e com a sociedade em **geral, precisamos de compreender e preocuparmo-nos com as necessidades,** desejos e sentimentos **dos outros**. A empatia é a capacidade de imaginar como é a vida de outra pessoa.

ii) Competências de pensamento

- **Pensamento criativo:** É uma forma inovadora de ver e fazer as coisas que se caracteriza por quatro componentes - fluência (gerar ideias), flexibilidade (mudar facilmente de perspetiva), originalidade (conceber algo novo) e elaboração (construir sobre outras ideias).
- **Pensamento crítico:** É a capacidade de analisar informações e experiências de forma objetiva.

Tomada de decisões : ajuda-nos a lidar de forma construtiva com as decisões sobre a nossa vida.
-Resolução de problemas : Ajuda-nos a lidar de forma construtiva com os problemas da nossa vida.

iii) Competências emocionais

- **Lidar com o stress:** significa reconhecer as fontes de stress nas nossas vidas, reconhecer a forma como nos afecta e agir de modo a ajudar-nos a controlar os nossos níveis de stress, alterando o ambiente ou o estilo de vida e aprendendo a relaxar.
- **Lidar com as emoções:** Reconhecer as emoções em nós e nos outros, estar consciente de como as emoções

influenciam o comportamento e ser capaz de responder às emoções de forma adequada.

AV SIDA: PPT e imagens sobre as IST para mostrar como os adolescentes se debatem com os problemas de relacionamento

Actividades sobre o tema:

iii. Realizar uma dramatização para representar os problemas comuns com que os adolescentes se deparam nas suas relações em casa, na escola e na sociedade em geral.
iv. Convidar um psicólogo e um conselheiro para discutir alguns estudos de caso específicos a nível profissional e psicológico.

Verificar o progresso dos participantes:

i. Quais são as questões práticas e as dificuldades na sua vida pessoal para lidar com os seus pais, familiares, professores, amigos e idosos em geral?
ii. Quais são os seus planos para ultrapassar essas dificuldades?
iii. **Existe algo chamado "diferença de gerações"? É verdade que as** gerações **mais velhas** e as gerações mais novas são total e profundamente diferentes e nunca se poderão entender?
iv. **Como é que as crenças religiosas e os valores culturais de uma pessoa afectam as suas relações?** Como ultrapassar essas barreiras?

CAPÍTULO 11

RELAÇÕES

a) Importância da relação

Ser é estar relacionado; estar relacionado é amar; e amar é estar pronto para fazer sacrifícios. O que somos é devido às nossas relações; sem relações não somos nada; esta relação implica dar e receber; por muito auto-suficientes que pensemos ser, precisamos de confiar em muitas coisas e pessoas, fora de nós. **Relacionar-se é amar** - O amor é uma necessidade muito essencial para as nossas vidas, uma necessidade psicológica importante, tão essencial como a comida e o abrigo. Sem amor, nenhuma relação pode ser genuína, embora este grau de amor seja diferente consoante a categoria de relações que temos. Infelizmente, o amor tem sido equiparado à paixão psicológica, à atração física ou ao prazer sexual. É claro que o amor inclui todos estes elementos, dependendo do seu nível de compromisso e responsabilidade; mas ignorar os aspectos do compromisso e da responsabilidade torna o amor superficial e pouco profundo. **Amar genuinamente é estender a mão em sofrimento e sacrifício**; o casamento e a família são a expressão máxima do amor genuíno em CONFIANÇA, COMPROMISSO e RESPONSABILIDADE.

Para as relações, a comunicação é muito importante; é uma parte fundamental para construir uma relação saudável. As relações saudáveis trazem felicidade e saúde às nossas vidas. Estudos demonstram que as pessoas com relações saudáveis são mais felizes e menos stressantes. Existem formas básicas de tornar as relações saudáveis, apesar de cada uma delas ser diferente. Pais, irmãos, amigos, namorados, namoradas, professores, colegas de quarto, colegas de turma, etc. - todos desempenham um papel importante nas nossas vidas.

b) Dez conselhos para relações saudáveis

i) **Manter as expectativas realistas.** Ninguém pode ser tudo o que queremos que ele ou ela **seja. Por vezes, as pessoas desiludem-nos.** No entanto, **não se trata de** tudo ou nada. Relações saudáveis significam aceitar as pessoas como elas são e não tentar mudá-las!

ii) **Falem um com o outro. Nunca é demais repetir: a comunicação é essencial numa** relação **saudável**! Significa - **dedicar tempo. Estar realmente presente. Ouvir genuinamente. Não planear o que dizer a seguir enquanto está a tentar ouvir. Não interromper. Escute com** os **seus** ouvidos e **com** o seu coração. Por vezes, as pessoas têm mensagens emocionais para partilhar e tecem-nas nas suas palavras. Faça perguntas. Pergunte se acha que não percebeu o que foi dito. Faça perguntas amigáveis (e apropriadas!). Peça opiniões. Mostre o seu interesse. Abra a porta da comunicação. Partilhe informações. Os estudos mostram que a partilha de informação ajuda especialmente a iniciar relações. Seja generoso na sua partilha, **mas não sobrecarregue os outros com demasiadas informações demasiado cedo.**

iii) **Seja flexível.** A maioria de nós tenta manter as pessoas e as situações exatamente como gostamos delas **ser. É natural sentirmo-nos apreensivos, até mesmo tristes ou zangados, quando as pessoas ou as coisas** mudam e não estamos preparados para isso. Relações saudáveis significam que a mudança e o crescimento são permitidos!

iv) **Cuidar de si.** Provavelmente, espera que as pessoas à sua volta gostem de si e, por isso, tenta agradá-las. Não te esqueças de agradar a ti próprio. As relações saudáveis são mútuas!

v) **Ser fiável.** Se fizeres planos com alguém, cumpre-os. Se tiveres um prazo para um trabalho, cumpre-o. Se assumir uma responsabilidade, cumpra-a. As relações saudáveis são de confiança!

vi) **Luta justa.** A maioria das relações tem alguns conflitos. Isso significa apenas que discordam de algo, não tem de significar que não gostam um do outro!

vii) Tempo para resolver os problemas: Quando tiver um problema, negoceie uma altura para falar sobre ele. Não tenham conversas difíceis quando estão muito zangados ou cansados. Pergunte: "Quando é que é uma boa altura para falar sobre algo que me está a incomodar?" As relações saudáveis baseiam-se no respeito e têm espaço para ambos.

viii) Não criticar. Atacar o problema, não a outra pessoa. Abrir conversas sensíveis com afirmações do tipo "eu"; falar sobre a forma como se debate com o problema. Não comece com afirmações do tipo "tu"; evite culpar a outra pessoa pelos seus pensamentos e sentimentos. As relações saudáveis não culpam.

ix) Não atribuir sentimentos ou motivos. Deixar que os outros falem por si próprios. As relações saudáveis reconhecem o direito de cada pessoa de se explicar.

x) Mantenha-se no tema. Não use **uma** preocupação atual como motivo para saltar para tudo o que o incomoda. As relações saudáveis não usam munições do passado para alimentar o presente. Dizer "desculpa" quando estás errado. Isso ajuda muito a fazer as coisas certas novamente. As relações saudáveis admitem os erros.

xi) Não presumir coisas. Quando nos sentimos próximos de alguém, é fácil pensar que sabemos o que ele ou ela pensa e sente. Podemos estar muito enganados! As relações saudáveis verificam as coisas.

xii) Peça ajuda se precisar. Fale com alguém que o possa ajudar a encontrar uma solução, um conselheiro, um professor, um pastor ou mesmo os pais. As relações saudáveis não têm medo de pedir ajuda. Pode não haver um final resolvido. Esteja preparado para chegar a um compromisso ou discordar de algumas coisas. As relações saudáveis não exigem conformidade ou concordância perfeita.

xiii) Não guardes rancor. Não tem de aceitar tudo e mais alguma coisa, mas não guarde rancores - eles apenas drenam a sua energia. Estudos mostram que quanto mais vemos o

melhor nos outros, melhores **serão as relações** saudáveis. **As relações saudáveis não se agarram** a mágoas e mal-entendidos do passado.

xiv) O objetivo é que todos sejam vencedores. As relações entre vencedores e vencidos **não são duradouras. As relações saudáveis são entre vencedores que procuram** em conjunto **respostas para** os problemas.

xv) É possível sair de uma relação. Pode optar por sair de uma relação. Os estudos dizem-nos que a lealdade é muito importante nas boas relações, mas as relações saudáveis são AGORA, e não um desenvolvimento futuro esperado.

xiv) Mostre a sua cordialidade. Os estudos dizem-nos que o calor é altamente valorizado pela maioria das pessoas nas suas relações. As relações saudáveis demonstram calor emocional!

xvii) Mantenha a sua vida equilibrada. As outras pessoas ajudam a tornar a nossa vida satisfatória, mas não **podem criar essa satisfação para nós. Só tu podes preencher a tua vida. Não se sobrecarregue com** actividades, mas aproveite o seu tempo na universidade para experimentar coisas novas - clubes, voluntariado, **palestras, projectos. Terá mais oportunidades de conhecer pessoas e mais para partilhar com elas. As relações saudáveis não são dependentes!**

xviii) A relação é um processo. Uma relação saudável e genuína não acontece de um dia para o outro. É preciso tempo e energia para criar confiança na outra pessoa. Seja paciente. Por vezes, parece que toda a gente no campus está confiante e ligada. Na verdade, a maioria das pessoas sente-se como você, sem saber como se integrar e ter **bons relacionamentos. Demora algum tempo a conhecer pessoas e a conhecê-las... por isso, faça "conversa de circunstância"... responda aos outros... sorria... continue a tentar. As relações saudáveis podem** ser aprendidas e praticadas e continuam a melhorar!

xix) **Sê tu próprio! É muito mais fácil e muito mais divertido sermos nós próprios do que fingirmos ser** outra coisa ou outra pessoa. Mais cedo ou mais tarde, isso acaba por se notar. As relações saudáveis são feitas de pessoas reais, não de imagens! Ontem, o meu namorado disse-me uma das coisas mais comoventes que alguém alguma vez me disse: "Se somos definidos pelos amigos que mantemos, então ganhamos isso". Ele foi mais longe e disse: "**manter** amigos é muito diferente de **ter** amigos". Ele tem razão porque, para mim, **ter** sugere posse e algo que pode ser fugaz ou temporário. **Keep** faz-me pensar em manter um registo de algo importante, certificando-me de que não o perde e guardando-o como um tesouro. Ter amigos pode ser unilateral, enquanto ser capaz de manter amigos denota uma profunda reciprocidade de dar e receber. Pode **ter-se** um amigo, mas será que se consegue **manter** um amigo?

xx) **Ter consciência dos limites saudáveis.** Criar limites é uma boa forma de manter a sua relação saudável e segura. Ao estabelecer limites em conjunto, ambos podem ter uma compreensão mais profunda do tipo de relação que você e o seu parceiro **desejam. Os limites não devem fazer com que se sinta encurralado ou como se estivesse a "caminhar**

sobre cascas de ovos". Criar limites não é um sinal de secretismo ou desconfiança; é como **estar mutuamente consciente sobre "até onde podemos ir demasiado longe" nessa relação; é** uma expressão do que nos faz sentir confortáveis e do que gostaríamos ou não que acontecesse na relação.

O que é que não é uma relação saudável?
As relações que não são saudáveis baseiam-se no poder e no controlo, não na igualdade e no respeito. Nas fases iniciais de uma relação abusiva, pode pensar que os comportamentos pouco saudáveis não são nada de especial. No entanto, a possessividade, os insultos, as acusações de ciúmes, os gritos, a humilhação, os puxões de cabelo, os empurrões ou outros comportamentos negativos e abusivos são, na sua raiz, exercícios de poder e controlo. Lembre-se que o abuso é sempre uma escolha e que merece ser respeitado. Não há desculpa para qualquer tipo de abuso.

Caraterísticas de uma relação saudável
Pode ter uma relação íntima com qualquer pessoa; não tem de ser no contexto de uma relação sexual ou romântica. Muitas pessoas pensam que "íntimo" significa ser fisicamente íntimo, como estar numa relação sexual. No entanto, uma relação íntima pode ser com qualquer pessoa de quem se é realmente próximo e com quem se pode ser completamente aberto e honesto. Estar próximo das pessoas ajuda-nos a encontrar um significado e dá-nos um objetivo.

Numa relação saudável entre duas pessoas, cada pessoa pode ser um indivíduo dentro da relação. Ambas as pessoas podem crescer independentemente uma da outra e como casal. Este tipo de relação saudável envolve **liberdade, encorajamento e apoio aos esforços um do outro.** Também envolve limites, cooperação, compromisso e consideração. Acreditamos que as chaves para uma relação saudável são a comunicação, a confiança e o respeito, que estão relacionados com tudo o resto. São a base de todos os outros componentes de uma relação saudável. Se os precursores da comunicação, da confiança e do respeito estiverem presentes, então as pessoas podem estar conscientes, ser equilibradas, ter limites saudáveis e fazer escolhas saudáveis. Com estes componentes saudáveis, é possível ter relações que são encorajadoras e solidárias. Tudo isto pode parecer fácil, mas como todos sabemos: as relações dão trabalho e temos de estar conscientes dos nossos sentimentos. Numa relação saudável, você e o seu parceiro devem poder recorrer um ao outro para se apoiarem.

c) Sexo antes do casamento e casamento
O sexo antes do casamento envolve qualquer tipo de contacto sexual antes de entrar numa relação matrimonial legal. Deus concebeu o sexo para ser desfrutado dentro de uma relação conjugal comprometida. Retirá-lo desse contexto é perverter o seu uso e limitar severamente o seu gozo. O contacto sexual envolve um nível de intimidade que não

se experimenta em nenhuma outra **relação humana. É evidente que a relação sexual,** independentemente do contexto, é especial. Há um nível de vulnerabilidade que se experimenta numa relação sexual que só deve ocorrer dentro de uma união conjugal comprometida e confiante.

Há, em geral, dois contextos para o sexo antes do casamento. Há o relacionamento **sexual do tipo "nós** amamo-nos e **estamos comprometidos um com o outro, mas não queremos esperar para casar"**, e o outro é apenas **"sexo casual". O primeiro é muitas vezes racionalizado com a ideia de que o casal irá certamente casar-se, pelo que não há pecado em** envolver-se em relações matrimoniais agora. No entanto, isso mostra impaciência e desrespeito consigo mesmo, bem como com a outra pessoa. Retira a natureza especial da relação do seu devido enquadramento, **o que corroerá a ideia de que existe um enquadramento. Se aceitarmos esse comportamento, não demorará muito para que consideremos** aceitável **qualquer** sexo extraconjugal. Dizer ao nosso futuro **companheiro que vale a pena esperar por ele fortalece a relação e aumenta o** nível de compromisso.

O sexo casual é uma prática corrente em muitas **sociedades. Na verdade, não existe** sexo **"casual"**, devido à profundidade da intimidade envolvida na relação sexual. Uma analogia é instrutiva neste caso. Se pegarmos numa nota autocolante e a colarmos numa folha de papel, ela adere. Se o retirarmos, deixará uma pequena quantidade de resíduo; quanto mais tempo permanecer, mais resíduo ficará. Se pegarmos nesse bilhete e o colarmos em vários sítios repetidamente, ele deixará resíduos em todos os sítios onde o colarmos e acabará por perder a sua capacidade de aderir **a qualquer coisa. Isto é muito parecido com o que acontece connosco quando praticamos sexo "casual".** Cada vez que temos uma relação sexual, deixamos uma parte de nós para trás. Quanto mais longa for a relação, mais deixamos para trás e mais perdemos de nós próprios. À medida que passamos de parceiro para parceiro, continuamos a perder um pouco de nós próprios de cada vez e, eventualmente, podemos perder a nossa capacidade de formar uma relação sexual duradoura. A relação sexual é tão forte e tão íntima que não podemos entrar nela casualmente, por mais fácil que possa parecer.

As sociedades modernas não apreciam o ato sexual antes do casamento por várias razões. O ato sexual deixou de ser considerado como uma manifestação dos instintos sexuais naturais dos seres humanos. Consideramo-lo como uma obrigação necessária para partilhar o romance entre casais casados e também como um meio para cumprir a responsabilidade social de dar à luz a geração seguinte.

A sexualidade não é um instrumento de prazer luxurioso, pelo menos para os seres humanos. No sexo antes do casamento, muitas vezes, os seres humanos imaturos exploram a sexualidade, apenas por curiosidade, e podem não ter consciência das consequências. A sociedade proibiu o sexo antes do casamento, porque considera que a adolescência é o momento de se formar e de se tornar um ser humano maduro e responsável, e não um momento para procriar. A sexualidade é um instinto impresso nos genes de cada ser vivo. A atração pelo sexo oposto tem sido o fator chave da reprodução e da sobrevivência de cada espécie. Este instinto tem vindo a sobrepor-se ao avanço cultural que adquirimos no passado. A sociedade sempre desejou relações maduras e respeito mútuo entre cada membro da sociedade. O principal objetivo por detrás da introdução de restrições sexuais é que cada membro desta sociedade deve ser tratado com dignidade e não como instrumento de satisfação da luxúria e, por isso, a sociedade insiste que uma prática sexual fora do casamento é imprópria e, por vezes, ilegal.

O sexo em si não é errado em nenhuma idade; mas o sexo antes do casamento pode prejudicar o desenvolvimento mental dos adultos de várias formas. As experiências sexuais antes do casamento levam, muitas vezes, à ideia errada de que o sexo deve ser desfrutado de todas as formas possíveis. O ato sexual pré-matrimonial forçado conduzirá à depressão mental e ao dilema. Outro perigo é a possível troca de doenças, uma vez que os parceiros antes do casamento podem não estar conscientes das doenças que se propagam através das relações sexuais. Engravidar através do sexo antes do casamento é outro desastre. Os desequilíbrios emocionais e o sentimento de culpa podem ser o resultado da maioria dos casos sexuais antes do casamento.

O sexo antes do casamento não é aprovado por nenhuma sociedade moderna, no entanto, as histórias de pais e mães adolescentes surgem em grande número, especialmente nas nações europeias altamente civilizadas. O estilo de vida moderno abriu múltiplas oportunidades para que rapazes e raparigas interajam de forma próxima e profunda em público e em privado. Têm amplas possibilidades de experimentar a sexualidade que testemunham através da Internet e da televisão. A lei só pode ameaçar as pessoas, nunca pode obrigá-las a fazer ou a não fazer algo. A forma mais eficaz de defender a prática do amor antes do casamento é a sensibilização das crianças para uma sexualidade saudável. A sensibilização para uma sexualidade saudável não é, de modo algum, o conhecimento de uma sexualidade segura. Não ajuda em nada manter os rapazes e as raparigas afastados uns dos outros para evitar comportamentos incorrectos; em vez disso, deve treiná-los para se misturarem com o sexo oposto de uma forma madura. Inspirar-lhes o respeito mútuo entre homem e mulher. Desde a infância, o bebé deve aprender a aceitar as pessoas como homens e mulheres, parceiros iguais da vida na Terra, e não como objectos para satisfazer desejos e ambições lascivos.

d) **Material audiovisual**: Cartazes / documentários / filmes populares para mostrar como a má compreensão e o mau uso das relações podem arruinar a vida dos jovens.

e) **Actividades sobre o tema:**

i. Preparar um questionário adequado sobre relações e amizades e entrevistar um número significativo de jovens e adultos para analisar os dados em grupo.

ii. Identificar os estudantes do campus que tendem a estar sempre sós e tristes e falar com eles genuinamente, para os ajudar a sair do seu mundo solitário.

iii. Analisar a própria situação familiar e verificar se as relações são saudáveis a vários níveis. Se não forem satisfatórias, procurar as causas para poder melhorar as relações.

iv. Criar o hábito de manter um diário pessoal para anotar os altos e baixos das suas relações pessoais e, se necessário, discuti-los com um conselheiro de confiança.

f) **Feedback dos alunos**:

i. O que é que eu entendo por relação saudável e amor genuíno?

ii. Quais são as dificuldades e os obstáculos com que me deparo na construção dessas relações?

iii. Considera que, nos tempos modernos, as rupturas de casamentos, amizades e relações são mais comuns e frequentes do que no passado? Porque é que acha que isso acontece? Justifique.

iv. Que sugestões dá para esclarecer as pessoas, especialmente os jovens, sobre relações saudáveis e maduras e quais seriam as vantagens deste processo?

CAPÍTULO 12

PATERNIDADE RESPONSÁVEL

Esta última unidade pode não ser muito relevante para vós nesta fase, uma vez que todos vós sois estudantes. Mas será uma grande ajuda no futuro, quando crescerem e se estabelecerem na vida, com as vossas próprias famílias. Os conhecimentos que discutimos aqui também vos serão úteis para compreenderem os vossos pais e melhorarem as vossas relações com eles. Pode ter conversas francas e sinceras com eles, com os conhecimentos que recolheu nesta unidade.

a) O que é a parentalidade?

A parentalidade (ou **criação de filhos**) é o processo de promoção e apoio ao desenvolvimento físico, emocional, social, financeiro e intelectual de uma criança, desde a infância até à idade adulta. A parentalidade refere-se aos aspectos da educação de uma criança para além da relação biológica. O estatuto social, a riqueza, a cultura e o rendimento têm um impacto muito forte nos métodos de educação dos filhos utilizados pelos pais. Os valores culturais desempenham um papel importante na forma como os pais educam os seus filhos. No entanto, a parentalidade está sempre a evoluir; à medida que os tempos mudam, as práticas culturais e as normas e tradições sociais mudam· Em psicologia, a teoria do investimento parental sugere que as diferenças básicas entre homens e mulheres no investimento parental têm grande significado adaptativo e conduzem a diferenças de género nas propensões e preferências de acasalamento. A classe social de uma família desempenha um papel importante nas oportunidades e recursos que serão disponibilizados a uma criança. As crianças da classe trabalhadora crescem muitas vezes em desvantagem em relação à escolaridade, às comunidades e à atenção parental que lhes são disponibilizadas, quando comparadas com as crianças da classe média ou da classe alta. Além disso, as famílias das classes trabalhadoras mais baixas não dispõem do tipo de rede de contactos que as classes média e alta têm através de familiares, amigos e indivíduos e grupos da comunidade, bem como de vários profissionais ou especialistas.

Sendo uma cultura patriarcal, as famílias indianas são geralmente dirigidas pelo pai ou pelo avô, sendo a vida familiar e a estrutura do lar baseadas nas decisões tomadas pelos membros masculinos da família. As mulheres são responsáveis pelas tarefas domésticas e pelos cuidados diários com as crianças. Muitas famílias indianas vivem juntas num agregado familiar multigeracional, com os filhos a viverem com os pais até ao casamento e, por vezes, mesmo depois deste. Nas zonas rurais da Índia, as famílias utilizam técnicas parentais bastante diferentes das da cultura indiana moderna. Por exemplo, os remédios à base de ervas são geralmente utilizados com mais frequência do que os medicamentos. A quantidade de vacinas administradas na infância é significativamente menor. Algumas famílias rurais indianas distribuem regularmente opiáceos aos seus filhos para modificar o comportamento. É também uma expetativa comum que crianças de 6 ou 7 anos trabalhem diariamente nos campos para contribuir para a vida familiar.

b) Diferentes tipos de pais:

Pais demasiado protectores:
Beta: não faças isto, não faças aquilo, não subas que vais cair, não subas a cavalo que vais **cair e ficar doente.... Regras ... Uma** criança que cresce sob pais superprotectores enfrenta **graves problemas de distanciamento na idade adulta. Se não a deixarmos enfrentar** os **altos** e **baixos da** vida, ela tornar-se-á excessivamente dependente e não terá qualquer poder de decisão. Deixe o seu filho respirar! Abra os braços e sinta o ar fresco. Faça as suas próprias escolhas, mas esteja sempre ao lado dele para o caso de ele cair.

Pais desconfiados: O que aprendi com muitos dos meus amigos que também **são bons** pais é que devemos inculcar confiança no nosso filho e esperar o mesmo dele. A minha filha sabe que se a mamã prometeu alguma coisa, vai cumpri-la, **aconteça o que acontecer. É importante que as crianças também saibam que confia nelas. Nunca as ponha** numa situação **em** que mentir-lhe pareça ser a opção mais lógica. Se tiver uma vontade excessiva de ver como estão os seus filhos, tenha uma conversa franca com eles e procure uma solução. Por exemplo, **eles podem telefonar-lhe sempre que chegam a casa de um amigo, em vez do** contrário.

Pais abusivos: A parentalidade moderna, que pode ser exigente e stressante, pode fazer com que os pais percam frequentemente a calma. Devemos assegurar que o uso de violência emocional ou física pode assustá-los para toda a vida. Qualquer tipo de abuso pode prejudicar a autoestima e a confiança da criança. Identifique os primeiros sinais de perder a **calma. Veja se é a maneira como o seu filho** fala ou os erros dele que o irritam. Tome precauções logo nesta fase.

Pais insistentes: Temos assistido a muitos casos deste tipo, com tantas crianças a suicidarem-se devido a pressões académicas ou a pressões dos colegas. As crianças não conseguem lidar com pais competitivos e têm medo de admitir as suas opiniões aos pais. Amy Chua tinha destacado a sua paixão por ser uma mãe chinesa competitiva no seu livro, **The Battle Hymn of the Tiger Mom [O Hino de Batalha da Mãe Tigre]**.] Pode fazer um teste para verificar se é uma mãe tigre neste sítio Web: http://www.kidsstoppress.com/2012/04/are- you-an-asian-mom/]. Partilhe sentimentos positivos com os seus filhos. Partilhe as suas expectativas com o seu filho e diga-lhe que não há problema em perder. Deixe-o saborear a derrota e o fracasso para desfrutar do sucesso.

Comparar os pais: As comparações com os colegas, com os irmãos, podem ser bastante assustadoras para as crianças. Neste caso, os pais podem ser tão prepotentes que a criança pode sentir-se inútil e deixar de acreditar em si própria. Pode surgir um sentimento de "não sirvo para nada". Ponha-se no lugar **do seu filho, gostaria que o seu chefe o comparasse com os** seus colegas ou **que** a sua sogra o comparasse com alguém da família. Mesmo que não concorde com o seu filho, seja positivo. Evite comparar irmãos e frases que magoam.

Pais passivos:

Os pais que não participam nas actividades dos filhos ou que sentem demasiada pena por serem duros com eles, transformam-nos em adultos difíceis. Estes pais são muitas vezes incapazes **de dizer "não" e a criança cresce para ser uma pessoa demasiado confiante, que não consegue aceitar** erros ou aceitar críticas de forma positiva. Passe tempo de qualidade com os seus filhos. Façam coisas em conjunto, como pintar, contar histórias, ir ao parque, etc. Caso eles cometam um **erro, assinale-o com delicadeza. Não ceda às lamúrias, ao choro ou à** birra **do seu filho**, pois isso só reforça o comportamento.

Como os tipos de pais diferem, os estilos parentais também diferem. **Os estilos parentais** são apenas uma pequena parte do que é necessário para ser um "bom pai". Ser pai requer muita habilidade e paciência e é um trabalho e um crescimento constantes. A investigação mostra que as crianças beneficiam mais quando os pais comunicam honestamente sobre os acontecimentos ou discussões que ocorreram e quando os pais explicam claramente às crianças o que aconteceu e como estiveram envolvidos, se estiveram; mantêm-se consistentes, pois as crianças precisam de estrutura: os pais que têm rotinas regulares beneficiam incrivelmente as crianças; utilizam os recursos disponíveis, entrando em contacto com a comunidade; interessam-se mais pelas necessidades educativas e pelo desenvolvimento precoce dos filhos; e mantêm uma comunicação aberta e mantêm-se informados sobre o que os filhos estão a aprender e a fazer e como isso os afecta. Existem diferentes tipos de parentalidade:

c) Vários estilos parentais

i) Parentalidade autoritária:

Neste estilo de educação, espera-se que os filhos sigam as regras estritas estabelecidas pelos pais. O não cumprimento dessas regras resulta normalmente em castigo. Os pais autoritários não explicam o raciocínio subjacente a essas regras. Se lhe pedirem para explicar, o pai pode simplesmente responder: "Porque eu disse". Estes pais são muito exigentes, mas não respondem aos seus filhos. De acordo com Baumrind, estes pais "são orientados para a obediência e para o estatuto e esperam que as suas ordens sejam cumpridas sem explicação"

ii) Parentalidade autoritária

Tal como os pais autoritários, os que têm um estilo parental autoritário estabelecem regras e diretrizes que os filhos devem seguir. No entanto, este estilo parental é muito mais democrático. Os pais autoritativos são receptivos aos filhos e estão dispostos a ouvir as suas perguntas. Quando os filhos não cumprem as expectativas, estes pais são mais carinhosos e perdoam do que castigam. Baumrind sugere que estes pais "monitorizam e transmitem **normas claras para a conduta dos filhos. São** assertivos, mas não intrusivos e restritivos. Os seus métodos disciplinares são de apoio, em vez de punitivos. Querem que os seus filhos sejam assertivos e socialmente responsáveis, e auto-regulados e cooperantes".

iii) Parentalidade permissiva

Os pais permissivos, por vezes designados por pais indulgentes, têm muito poucas exigências a fazer aos seus filhos. Estes pais raramente disciplinam os filhos porque têm expectativas relativamente baixas em relação à maturidade e ao autocontrolo. De acordo com Baumrind, os pais permissivos "são mais reactivos do que exigentes. São não tradicionais e indulgentes, não exigem um comportamento maduro, permitem uma autorregulação considerável e evitam o confronto". Os pais permissivos são geralmente carinhosos e comunicativos com os seus filhos, assumindo frequentemente o estatuto de amigos mais do que o de pais.

iv) Parentalidade não envolvida

Um estilo parental não envolvido é caracterizado por poucas exigências, pouca reatividade e pouca comunicação. Embora estes pais satisfaçam as necessidades básicas da criança, estão geralmente afastados da vida da criança. Em casos extremos, estes pais podem mesmo rejeitar ou negligenciar as necessidades dos seus filhos.

O impacto dos estilos parentais

Que efeito têm estes estilos parentais nos resultados do desenvolvimento da criança? Para além do estudo inicial de Baumrind com 100 crianças em idade pré-escolar, os investigadores realizaram vários outros estudos que levaram a uma série de conclusões sobre o impacto dos estilos parentais nas crianças.

Os estilos parentais autoritários dão geralmente origem a crianças obedientes e competentes, mas têm uma classificação inferior em termos de felicidade, competência social e autoestima.

Os estilos parentais autoritários tendem a dar origem a crianças felizes, capazes e bem sucedidas.

A parentalidade permissiva resulta frequentemente em crianças com baixo nível de felicidade e de autorregulação. Estas crianças têm mais probabilidades de ter problemas com a autoridade e tendem a ter um fraco desempenho escolar.

Os estilos parentais pouco participativos têm a classificação mais baixa em todos os domínios da vida. Estas crianças tendem a ter falta de auto-controlo, baixa autoestima e são menos competentes do que os seus pares.

Porque é que a parentalidade autoritária oferece tantas vantagens em relação a outros estilos? "Em primeiro lugar, quando as crianças vêem os pedidos dos pais como justos e razoáveis, é mais provável que os cumpram", explicam os autores Hockenbury e Hockenbury no seu texto Psicologia. "Em segundo lugar, é mais provável que as crianças interiorizem (ou aceitem como suas) as razões para se comportarem de uma determinada forma e, assim, consigam um maior autocontrolo."

d) Práticas de educação dos filhos

Depois de aprender sobre o impacto dos estilos parentais no desenvolvimento da criança, pode perguntar-se porque é que todos os pais simplesmente não utilizam um estilo parental autoritário. Afinal de contas, este estilo parental é o mais suscetível de produzir crianças felizes, confiantes e capazes.

Quais são algumas das razões pelas quais os estilos parentais podem variar? Algumas das causas potenciais destas diferenças incluem a cultura, a personalidade, o tamanho da família, a origem dos pais, o estatuto socioeconómico, o nível de escolaridade e a religião. Naturalmente, os estilos parentais de cada um dos pais também se combinam para criar uma mistura única em cada família. Por exemplo, a mãe pode ter um estilo autoritário, enquanto o pai prefere uma abordagem mais permissiva. Para criar uma abordagem coesa da parentalidade, é essencial que os pais aprendam a cooperar ao combinarem vários elementos dos seus estilos parentais únicos.

Valores

Os indianos acreditam que as crianças são capazes de aprender desde tenra idade e que devem ser orientadas. Louis Community College, afirma: "A obediência à autoridade, a passividade e a interdependência são altamente valorizadas. A infância é vista como um período de tempo sensível em que as crianças são moldáveis. Assim, acredita-se que o ambiente (especialmente os pais) desempenha um papel importante no desenvolvimento da criança."

Mães e bebés

As mães indianas apreciam muito a proximidade física com os seus bebés. Muitas vezes carregam-nos junto ao corpo e a amamentação é a norma. Muitas mães indianas massajam os seus bebés diariamente, utilizando óleo ou ghee. Dormir em conjunto durante os primeiros anos é outra caraterística da relação próxima entre mãe e bebé.

Disciplina

A disciplina é frequentemente rigorosa e as crianças são ensinadas a obedecer aos pais. As mães são as principais disciplinadoras. As repreensões, os gritos, as bofetadas e as palmadas são considerados adequados e necessários para a socialização das crianças. Algumas mães consideram que o espancamento deve ser utilizado para punir as infracções mais graves. Um estudo publicado no "Journal of Pediatric Psychology" mostrou que o castigo físico é mais frequente na Índia do que nos EUA.

Preferência por rapazes

As famílias indianas dão preferência aos filhos do sexo masculino em detrimento dos do sexo feminino. Uma criança do sexo feminino é frequentemente vista como um sorvedouro financeiro para uma família. Para além de pagar as suas despesas de subsistência, a família da rapariga tem de pagar o seu casamento e, por vezes, o dote, mas, depois de casada, todos os seus rendimentos futuros vão para a sua nova família. Consequentemente, um rapaz tem mais probabilidades de ser bem alimentado, bem como de receber educação e cuidados de saúde. A privação das raparigas - através da amamentação insuficiente e da negação de alimentos e cuidados de saúde - conduz à subnutrição e à morte. Estes maus tratos, juntamente com o infanticídio e o aborto de fetos femininos, levaram ao "desaparecimento" de 10 milhões de mulheres na população da Índia, de acordo com um relatório de Palash Kumar para a ABC News. O rácio entre homens e mulheres na população da Índia revela que, nos últimos 20 anos, 10 milhões de mulheres foram mortas pelos seus progenitores.

Expectativas de comportamento

Os pais têm expectativas comportamentais em relação aos seus filhos que são semelhantes em muitas culturas. Entre as áreas de consenso: as crianças devem ser respeitosas e educadas, não interromper, ser honestas, partilhar e ter um bom desempenho escolar. No entanto, algumas culturas têm expectativas adicionais. Os pais asiáticos e brancos esperam que as crianças exerçam autocontrolo, enquanto os pais negros, latinos e índios americanos sentem frequentemente que os seus filhos devem ter uma base religiosa ou espiritual. Os pais asiáticos, latinos ou negros esperam frequentemente que os seus filhos sejam assertivos, independentes e que assumam voluntariamente a responsabilidade pelos seus erros.

Afeto

Uma área em que as culturas diferem frequentemente é a forma como os pais demonstram afeto pelos seus filhos. As comunidades da África Ocidental, da Arábia e da Ásia-Pacífico deixam muitas vezes de ter práticas como beijar ou acariciar uma criança quando esta se torna pequena. No entanto, algumas **culturas consideram que a atenção física, como o banho, o cuidado da pele ou o entrançar do cabelo da criança,** são formas físicas adequadas de expressar afeto. As recompensas monetárias e os elogios também são sinais de afeto nestas culturas, de acordo com uma apresentação na Conferência Nacional de Cuidados Familiares e de Acolhimento de 2012.

Educação

Muitos pais consideram que o sucesso escolar é desejável para os seus filhos. No entanto, nalgumas famílias chinesas, os castigos físicos podem ser utilizados para induzir as crianças a estudar muito e a obter boas notas. Além disso, as famílias asiáticas e indianas podem também exercer uma pressão considerável sobre os seus filhos para que estes obtenham bons resultados escolares. O envolvimento dos pais em actividades como a **verificação dos trabalhos de casa dos filhos também varia consoante a cultura.** O Center for Public Education refere que 82% dos pais brancos verificam os trabalhos de casa, enquanto 91% dos pais hispânicos e 94% dos pais negros verificam os trabalhos de casa.

Punição física

O castigo físico é outro domínio em que os pais de diferentes culturas actuam de forma diferente. A maioria dos pais encara as palmadas como uma estratégia de último recurso, mas considera-as aceitáveis. Os pais negros estavam mais dispostos a bater numa criança num local público porque sentiam a necessidade de responder imediatamente a um mau comportamento. Os pais brancos e índios americanos mostraram-se menos à vontade para dar palmadas em público. Alguns pais negros, latinos e brancos consideram aceitável utilizar um cinto ou uma correia para dar palmadas em caso de mau comportamento grave, enquanto os pais asiático-americanos e índios americanos consideram que só devem utilizar as mãos. As famílias tradicionais indianas tendem a disciplinar os seus filhos de uma forma mais agressiva e severa do que a maioria das famílias típicas dos EUA. Os castigos corporais ligeiros, como as palmadas, são considerados um aspeto normal da parentalidade em muitas famílias indianas. As crianças raramente são mimadas ou se deixam comportar mal de alguma forma. Uma vez que o respeito pelos mais velhos é

Uma componente tão importante da educação das crianças, o facto de falar ou agir contra os adultos é punido de forma bastante severa.

A parentalidade é, por conseguinte, uma atividade que radica não só nas experiências da própria infância, mas também na cultura em que se cresceu e vive. A cultura pode ter um efeito poderoso nos estilos e práticas parentais, de acordo com os Centros de Controlo e Prevenção de Doenças. Por exemplo, uma cultura em que se espera que o pai seja um disciplinador severo e o ganha-pão terá um efeito diferente nas práticas de educação dos filhos do que uma cultura em que ambos os pais trabalham a tempo inteiro e as responsabilidades parentais são partilhadas

e) **AV SIDA:** Um documentário sobre um estilo de família bom e saudável.

f) Actividades sobre o tema Representar 4 estilos parentais diferentes

i. Projeção de um bom filme sobre a história de uma família jovem; discussão dos temas.

ii. Entrevistar algumas das famílias conhecidas e fiáveis para compreender as várias competências parentais que estão operacionais na vida prática. Discutir os dados em grupos mais pequenos para pesar os prós e os contras da situação familiar.

g) **Verificar o progresso dos participantes:**

i. Partilhe, em grupos mais pequenos, as suas experiências de infância com os seus pais

ii. Acha que todos os pais, especialmente os casais jovens, precisam de receber um programa de orientação no que diz respeito às competências e estilos parentais? Quais são as suas sugestões sobre a forma de o fazer?

iii. Exponha as suas expectativas e convicções de um pai ideal. O que é que se deve fazer para atingir esse estado ideal?

CAPÍTULO 13

SESSÃO DE ENCERRAMENTO

Caros participantes, percorremos um longo caminho até chegarmos a este dia; foi uma viagem de 12 longos dias. Deparámo-nos com vários tópicos relacionados com o tema geral **"Saúde Reprodutiva e Educação em Competências para a Vida para as Raparigas Adolescentes"**. Espero que os conhecimentos e as ideias que adquiriram e ouviram vos ajudem a ter uma vida saudável, madura e produtiva. Na Sessão de Conclusão, gostaria de destacar as **Doze Fases do Ciclo de Vida Humano**, que seriam, de certa forma, uma visão abrangente do que vimos até agora.

a) As doze etapas do ciclo de vida humano

Uma vez que cada fase da vida tem a sua própria dádiva única para dar à humanidade, precisamos de fazer tudo o que pudermos para apoiar cada fase e para proteger cada fase das tentativas de suprimir o seu contributo individual para o ciclo de vida humano. Assim, devemos desconfiar, por exemplo, das tentativas de frustrar a **necessidade de** uma criança pequena **de brincar através da** criação de pré-escolas académicas formais de alta pressão. Devemos proteger a sabedoria dos idosos contra os maus tratos aos mais velhos. Temos de fazer tudo o que estiver ao nosso alcance para ajudar os nossos adolescentes em risco. Temos de defender a educação e os serviços pré-natais para as mães pobres e apoiar métodos de parto seguros e saudáveis nos países do terceiro mundo. Devemos adotar a mesma atitude em relação à nutrição do ciclo de vida humano que adoptamos para salvar o ambiente do aquecimento global e dos poluentes industriais. Porque, ao apoiarmos cada fase do ciclo da vida humana, estaremos a ajudar a garantir que todos os seus membros recebam cuidados e sejam ajudados a florescer no seu grau máximo.

i) **Pré-nascimento: Potencial -** A criança que ainda não nasceu pode vir a ser qualquer coisa - um Miguel Ângelo, um Shakespeare, um Martin Luther King - e, por isso, detém para toda a humanidade o princípio do que todos nós podemos vir a ser nas nossas vidas.

ii) **Nascimento: Esperança -** Quando uma criança nasce, incute nos pais e noutros prestadores de cuidados um sentimento de otimismo; um sentimento de que esta nova vida pode trazer algo de novo e especial ao mundo. Assim, o recém-nascido representa o sentimento de esperança que todos nós alimentamos dentro de nós para tornar o mundo um lugar melhor.

iii) **Infância (0-3 anos): Vitalidade -** O bebé é uma fonte de energia vibrante e aparentemente ilimitada. Os bebés representam assim o dínamo interior da humanidade, alimentando sempre o fogo do ciclo de vida humano com novos canais de poder psíquico.

iv) **Primeira Infância (3-6 anos): Ludicidade -** Quando as crianças brincam, recriam o mundo de novo. Pegam no que é e combinam-no com o que é possível para criar acontecimentos que nunca foram vistos antes na história do mundo. Como tal, encarnam o princípio da inovação e da transformação que está subjacente a todos os actos criativos que ocorreram ao longo da civilização.

v) **Infância média (6-8 anos): Imaginação -** Na meia infância, o sentido de um eu subjetivo interior desenvolve-se pela primeira vez, e este eu está vivo com imagens retiradas do mundo exterior e trazidas das profundezas do inconsciente. Esta imaginação serve como fonte de inspiração criativa na vida futura para artistas, escritores, cientistas e qualquer outra pessoa que ache os seus dias e noites enriquecidos por ter alimentado uma vida interior profunda.

vi) **Final da infância (9-11 anos): Engenho -** As crianças mais velhas adquiriram um vasto leque de competências sociais e técnicas que lhes permitem criar estratégias maravilhosas e soluções inventivas para lidar com as crescentes pressões que a sociedade lhes coloca. Este princípio de engenhosidade vive na parte de nós que procura sempre novas formas de resolver problemas práticos e de lidar com as responsabilidades quotidianas.

vii) **Adolescência (12-20 anos): Paixão -** O acontecimento biológico da puberdade desencadeia um conjunto poderoso de mudanças no corpo do adolescente que se reflectem na **sua paixão sexual, emocional, cultural e/ou espiritual.** A paixão **na adolescência** representa, assim, um ponto de contacto significativo para quem procura reconectar-se com o seu zelo interior mais profundo pela vida.

viii) **Início da idade adulta (20-35 anos): Empreender -** É preciso empreender para que os jovens adultos cumpram as suas muitas responsabilidades, incluindo encontrar uma casa e um companheiro, estabelecer uma família ou um círculo de amigos, e/ou arranjar um bom emprego. Este princípio de iniciativa serve-nos, portanto, em qualquer fase da vida em que tenhamos de sair para o mundo e deixar a nossa marca.

ix) **Meia-idade (35-50 anos): Contemplação -** Depois de muitos anos na idade adulta jovem a **seguir os guiões da sociedade para criar uma vida, as pessoas na meia-idade** fazem **frequentemente** uma pausa nas responsabilidades mundanas para refletir sobre o significado mais profundo das suas vidas, para melhor avançarem com uma nova compreensão. Este elemento de contemplação representa um recurso importante que todos nós podemos utilizar para aprofundar e enriquecer as nossas vidas em qualquer idade.

x) **Idade adulta madura (50-80 anos): Benevolência -** Os adultos maduros criaram famílias, estabeleceram-se na vida profissional e contribuíram para a melhoria da sociedade através de voluntariado, orientação e outras formas de filantropia. Toda a humanidade beneficia da sua benevolência. Além disso, todos nós podemos aprender com o seu exemplo a dar mais de nós próprios aos outros.

xi) **Idade adulta tardia (80 anos ou mais): Sabedoria -** Aqueles que têm uma vida longa adquiriram um rico repositório de experiências que podem utilizar para ajudar a orientar os outros. Os anciãos representam assim a fonte de sabedoria que existe em cada um de nós, ajudando-nos a evitar os **erros do passado enquanto colhemos os benefícios das lições da vida.**

xii) **Morte e morrer: Vida -** Aqueles que estão a morrer ou que já morreram nas nossas vidas ensinam-nos o valor da vida. Lembram-nos que não devemos dar a nossa vida por garantida, mas que devemos viver cada momento da vida ao máximo e recordar que a nossa pequena vida faz parte de um todo maior. Muitas vezes, as pessoas preocupam-se com a morte; é muito natural, porque o que é desconhecido assusta-nos. Mas, uma vez que a morte é um facto da vida, vamos fazer amizade com ela e encará-la como uma parte essencial do nosso crescimento. Vivamos uma vida digna para que a nossa morte tenha significado. Há várias tradições religiosas que acreditam de facto na **vida após a morte; mas essa "vida após a morte" depende em grande parte da "vida antes da morte". Aprendamos a viver uma vida que** importa, para que a morte não importe!

b) Notas de despedida

Alguns poderão afirmar que a infância é a fase-chave, quando o cérebro do bebé está aberto a novas experiências que influenciarão todo o resto da sua vida futura. Outros podem argumentar que é a adolescência ou a jovem idade adulta, quando a saúde física está no seu auge. Muitas culturas em todo o mundo valorizam a idade adulta tardia mais do que qualquer outra, argumentando que é nesta fase que o ser humano adquiriu finalmente a sabedoria necessária para guiar os outros. Quem tem razão? A verdade é que todas as fases da vida são igualmente significativas e necessárias para o bem-estar da humanidade. Cada fase da vida tem a sua própria "dádiva" única para contribuir para o mundo. Temos de valorizar cada uma destas dádivas se quisermos apoiar verdadeiramente as necessidades mais profundas da vida humana. Como cada etapa é única nos seus desafios e oportunidades, precisamos de dar a devida importância a cada etapa para uma vida saudável e holística.

REFERÊNCIAS

Livros:

1. Dutta D.C. (2002).Textbook of Obstetrics. 5th ed. Nova Deli, N.C.B.A publicações.
2. . **K.Park (2005).** Livro de **texto** de **Park** sobre medicina preventiva e social. 18th edn, M/S Banaridas Bhanot,1167,PremNagar,Jabalpur: 329-487.
3. Tortora .Grabowski(2003). princípios de Anatomia e Fisiologia. 10th edn, John Wile and sons INC : 1011-1062.

SÍTIOS WEB

1. Adolescência, recuperado em maio de 2013 de 1-32 http://en.wikipedia.org/wiki/ Adolescência

2. Saúde reprodutiva e sexual dos adolescentes - recuperado em 2013 do FNUAP http://www.google.com

3. Adolescência-puberdade, transição cognitiva, transição emocional, transição social. Obtido em maio de 2013 de http://psychology.jrank.org/pages/14/adolescence.html

4. Uma definição de sexualidade. Recuperado em maio de 2013 de http://www. Scrp.org/for_ a ll_parents /definition.html .

5. Gravidez na adolescência. Obtido em maio de 2013 de hhtp://yrshr.org/theme.asp?id=10 -WHO

6. Cultura e menstruação. Obtido em janeiro de 2014 de wikipedia -en. Wikipedia **.org/ .. ./cultura e menstruação**

7. CDC-contraceção. Reproductive health retrieved in May 2013 from www.cdo.gov/../co.united states centers for disease control and prevention

8. Criar uma dieta de gravidez: saudável durante a gravidez . Recuperado em Nov.2013 de www. baby centre.com/pregnancy-eating well

9. Educação sexual efectiva. Retrieved in 2014 from http://www.advocates for youth.org/publications/factsheet/ssexcur.htm -UNAIDS (200027.

10. Fisiologia humana /gravidez e parto. Obtido em 2013 de wiki books open.org/wiki/human pregnancy and birth

11. **Abordagens de competências** de vida **para melhorar a saúde sexual e reprodutiva dos jovens**. Obtido em 2013 em http://www.advocatesforyouth.org45.

12. Competências para a vida -retirado em 2013 de www.world bank org... .

13. Saúde menstrual: 10 mistérios comuns desvendados - recuperado em 2013 de zee aces .india.com> health. exclusive

14. Puberdade - Wikipédia, a enciclopédia livre pt.wikipedia.org /wiki/puberdade,1-26 Interrupção da gravidez e aborto na Índia /India.angloinfo.com/..Termination-abortion

15. Sexo não seguro - OMS .www.who.int/publications/cra/1177-1254.pd

APÊNDICE:
MITOS E FACTOS SOBRE A SEXUALIDADE

Há muita desinformação por aí sobre sexo, saúde sexual e infecções sexualmente transmissíveis (IST).

Quando uma rapariga tem o seu primeiro período, pode engravidar.

Facto: quando uma rapariga começa a ter os seus períodos menstruais, isso significa que os seus órgãos reprodutores começaram a funcionar e que pode engravidar.

Não é saudável para uma rapariga tomar banho ou nadar durante o período menstrual

Mito! Não há nenhuma razão para que uma mulher não participe numa determinada atividade por causa do período, a não ser que tenha cãibras ou qualquer outro tipo de desconforto. Ela deve manter uma higiene especial.

As raparigas e os rapazes podem ter doenças sexualmente transmissíveis sem apresentarem quaisquer sintomas

Facto: embora algumas doenças sexualmente transmissíveis possam ter sintomas bem visíveis, outras não. Por exemplo: a gonorreia não apresenta qualquer sintoma nas mulheres e é frequentemente indetetável nos homens. É importante ser examinado por um médico se pensa que tem uma DST.

Uma rapariga não pode engravidar se tiver relações sexuais apenas uma ou poucas vezes.

Mito! Uma rapariga pode engravidar com uma única relação sexual, incluindo a primeira.

Uma rapariga não pode engravidar se tiver relações sexuais durante o período menstrual

Mito! É possível que uma rapariga engravide em qualquer altura do seu ciclo menstrual.

Os preservativos ajudam a prevenir a propagação de doenças sexualmente transmissíveis

Facto: sim. Não só são um método eficaz de controlo da natalidade, como também são eficazes na prevenção das DST

O tamanho do pénis é equivalente à masculinidade ou virilidade

Mito! O tamanho do pénis, quer esteja **flácido ou ereto, não é indicativo da** masculinidade ou **da** capacidade **de um homem**. Muitas pessoas preferem que os seus parceiros sexuais tenham pénis mais pequenos.

Uma rapariga pode engravidar mesmo que um rapaz **não** ejacule ou se penetre nela

Facto: mesmo que um rapaz não ejacule na vagina de uma rapariga, é possível que os fluidos pré-seminais contenham espermatozóides, pelo que uma rapariga pode engravidar.

As doenças sexualmente transmissíveis podem ser curadas se o homem infetado tiver relações sexuais com uma virgem

Mito: As DST requerem tratamento médico regular. Ao ter relações sexuais com uma virgem ou com qualquer outra pessoa, apenas se transmite a infeção.

A menstruação é impura

Mito: a menstruação está relacionada com o ciclo da vida. O útero prepara-se para o crescimento do feto, se e quando ocorrer a conceção. Quando isso não acontece, o revestimento macio e temporário do útero desprende-se, dando origem à menstruação.

A fêmea determina o sexo do bebé.

Mito: o material genético masculino (XY) determina o sexo do bebé através do cromossoma X (rapariga) ou Y (rapaz). O material genético feminino é apenas XX.

As emissões nocturnas tornam os rapazes fracos

Mito: a perda de sémen através de um sonho molhado, masturbação ou relação sexual é algo perfeitamente normal e inofensivo. Não o torna fraco.

A masturbação é normal.

Facto: é uma atividade sexual normal praticada tanto por homens como por mulheres... mas o excesso não é bom

A circuncisão aumenta o poder sexual de um homem

Mito! A circuncisão é um procedimento através do qual a prega solta do prepúcio do pénis é removida cirurgicamente. Assim, é mais fácil manter o pénis limpo. No entanto, não há qualquer alteração no prazer ou nas capacidades sexuais do homem.

Não se pode ser infetado com o VIH através da picada de um mosquito

Verdadeiro: O VIH vive nos glóbulos brancos do sangue humano. Não pode sobreviver fora do seu hospedeiro. Assim, logo que os glóbulos brancos morrem, o VIH morre. Os glóbulos brancos e o VIH são destruídos no ambiente altamente ácido do estômago do mosquito.

85% das pessoas infectadas com o VIH na Índia contraíram-no através de relações sexuais

Verdade: embora a Índia se apresente como um país moral, que não pratica sexo antes do casamento e extraconjugal, as estatísticas relativas à transmissão do VIH e à prevalência de DST não confirmam essa afirmação.

50% das infecções por VIH ocorrem entre os 15 e os 25 anos de idade.

Verdade: os jovens estão a experimentar o sexo e o consumo de drogas, mas podem não compreender os riscos da experimentação. Assim, a educação precoce sobre saúde reprodutiva, sexo, sexualidade e VIH/SIDA é essencial para a segurança dos nossos jovens.

Coçar frequentemente a região genital é um sintoma de SIDA.

Falso. É possível que uma mulher engravide através do sexo anal.

Falso: não existe qualquer ligação entre o trato digestivo e o trato reprodutivo.

A vagina é o principal órgão sexual da mulher.

Falso: o clítoris é o principal órgão sexual da mulher. Não tem outra função para além de proporcionar prazer sexual. O clítoris é formado a partir do mesmo tecido embrionário que a cabeça do pénis. A vagina é principalmente um órgão reprodutor. Devido à sua função de canal de parto, a vagina tem uma concentração muito baixa de nervos. De facto, o mesmo tecido que forma o escroto do embrião masculino forma a abertura da vagina no embrião feminino. Tanto os homens como as mulheres partilham a mesma estrutura genital durante as primeiras 6 semanas de vida. Menos de 30 % das mulheres conseguem atingir o orgasmo através da penetração vaginal.

As DST só podem ser transmitidas através dos órgãos genitais.

Falso: pode ser transmitida através do sexo anal e oral. É possível ter infecções de DST na boca e no reto.

Apanha-se STI na sanita:
MITO! As ISTs contraem-se através de relações sexuais (vaginais, orais ou anais) ou através do contacto pele com pele - não através das sanitas.

Uma tatuagem ou um piercing podem causar DST ou VIH:
FACTO! Pode haver risco de contrair VIH ou outra infeção transmitida pelo sangue (como a hepatite B ou C) se os instrumentos utilizados para fazer piercings ou tatuagens não forem esterilizados ou desinfectados entre clientes. Qualquer instrumento usado para perfurar ou cortar a pele deve ser usado uma vez e deitado fora. Pergunte ao pessoal do salão sobre o seu equipamento. Eles devem mostrar-lhe as precauções que tomam, ou então não faça piercings ou tatuagens nesse local.

Não se pode apanhar uma DST com sexo oral:

MITO! Durante o sexo oral, pode transmitir a sua IST ao seu parceiro e pode apanhar a dele. Nem todas as ISTs são transmitidas através do sexo oral, mas algumas são. Por exemplo, se o seu parceiro tiver uma afta (herpes oral) e fizer sexo oral em si, pode ficar infetado com herpes na sua área genital.

Não se pode apanhar uma IST se o parceiro for virgem:

MITO! Dependendo de como o seu parceiro define ser virgem, é possível que ele tenha contraído uma IST. O seu parceiro pode não ter tido sexo vaginal, mas pode ter tido sexo oral com alguém (e mesmo assim considerar-se virgem), pondo-se em risco de contrair uma IST. Além disso, há outras IST (herpes e HPV) que são transmitidas através do contacto pele com pele, mesmo que não tenha havido penetração. É importante discutir com o seu parceiro todas as actividades sexuais em que participaram e praticar sempre a segurança.

Gravidez

A melhor maneira de evitar a gravidez é usar um preservativo:
MITO! A melhor maneira de evitar engravidar é através da abstinência. A abstinência (não ter qualquer tipo de relações sexuais) é a única forma 100% eficaz de controlo da natalidade. Se a abstinência **não for uma opção, a utilização de *um* preservativo em combinação com uma** forma hormonal de controlo da natalidade é um segundo passo claro. Por exemplo, pode ser um preservativo utilizado juntamente com a pílula contraceptiva.

É possível engravidar durante o período menstrual:
FACTO! É muito raro, mas é possível, uma vez que o facto de estar menstruada não prevê quando é que vai libertar um óvulo, que tem de estar presente para que os espermatozóides iniciem o processo de conceção. Além disso, como os espermatozóides podem viver dentro do útero até 5 dias, se libertar um óvulo durante esses 5 dias, corre o risco de engravidar. Devido à **imprevisibilidade do seu ciclo, se quiser evitar uma gravidez, é importante utilizar** a cntraceptina mesmo quando está a menstruar.

O duche após o sexo protege contra a gravidez:
MITO! Quando um homem ejacula, o esperma viaja através da vagina para o colo do útero e depois para o útero. A urina é libertada pela uretra e não pela abertura vaginal, pelo que não entra em contacto com o esperma. A lavagem ou a ducha higiénica não evitam a gravidez devido à velocidade a que o sémen chega ao colo do útero e ao facto de **a água não conseguir chegar ao útero. De facto, a ducha higiénica pode empurrar os espermatozóides ainda mais** para dentro da vagina. A ducha também causa um desequilíbrio de bactérias saudáveis nas paredes vaginais e pode

aumentar o risco de contrair uma infeção vaginal.

Uma rapariga não pode engravidar na primeira vez que tem relações sexuais:

Não importa se é a sua primeira vez a ter relações sexuais - é possível engravidar. A melhor forma de evitar a gravidez é abster-se de sexo, mas se decidir ter relações sexuais, os preservativos e outros métodos contraceptivos podem ajudar a evitar a gravidez.

Pode usar um preservativo mais do que uma vez se o lavar corretamente: MITO! Um preservativo nunca deve ser usado duas vezes, em nenhuma circunstância

DEZ IDEIAS ERRADAS COMUNS SOBRE SEXO

(De:

http://sojournhuntsville.org/blogs/bob pratico/2006/12/11/10 ideias erradas sobre sexo

1) O sexo é apenas um ato físico
2) **"Adultos que consentem" é um guia fiável para saber se algo é apropriado**
3) **"Se sabe bem, deve estar certo"**
4) O sexo torna-se inevitavelmente **aborrecido com a familiaridade (i.e., "a lua de mel acabou")**
5) O principal fator para uma experiência sexual satisfatória é a atração física
6) A técnica e a experiência determinam a qualidade final de uma experiência sexual
7) A ênfase está em receber prazer **(ou seja, "O que é que eu ganho com isso?")**
8) O sexo é a coisa mais importante num casamento
9) O sexo não é importante para um casamento
10) O sexo é o resultado da queda do homem

MITOS SEXUAIS E CRENÇAS ERRADAS

(Compilado de: Education in Human Sexuality - A Sourcebook of Educators, por Dhun Panthaki, Family Planning Association of India, Mumbai, 1998).

Sobre a educação sexual: A educação sobre a sexualidade humana nas escolas e colégios conduzirá a uma

Experimentação.

Sobre os órgãos masculinos:

1. A remoção da próstata reduz sempre o desejo e a capacidade sexual.
2. A circuncisão é a única forma de manter o pénis limpo
3. Um homem com um pénis maior é sexualmente mais potente do que um homem com um pénis mais pequeno
4. **Um pénis grande é de maior importância para a gratificação sexual da mulher, pois pode** facilmente tocar no colo do útero.
5. Uma gota de sémen equivale a 40 gotas de sangue que, por sua vez, necessita de uma grande quantidade de alimentos nutritivos.
6. O homem nasce com uma quota fixa de sémen e uma dissipação excessiva do sémen desvitaliza-o, favorece o envelhecimento e conduz à falência seminal.

7. As emissões nocturnas ou os sonhos molhados indicam uma perturbação sexual.
8. A ausência ou deficiência de espermatozóides afecta a potência de uma pessoa.
9. A castração do homem diminui sempre o desejo sexual.

Sobre os órgãos femininos:

1. A presença de um hímen é o único teste da virgindade de uma mulher
2. A gravidez não é possível quando o hímen está intacto
3. O exercício físico, a aplicação de cremes e a injeção de hormonas são de grande ajuda para o desenvolvimento dos seios.
4. Os seios grandes produzem mais leite do que os mais pequenos.
5. A amamentação provoca a flacidez do peito.
6. O sexo durante a menstruação não é seguro.
7. A mulher é impura durante a menstruação.
8. A menopausa é o fim da vida sexual.
9. A menopausa torna a mulher pouco atraente, obesa, com perturbações mentais e sexualmente desinteressada.
10. Durante a menopausa, as mulheres não atingem o orgasmo
11. A histerectomia põe fim à vida sexual da mulher.

Sobre a Intercourse:

1. Um homem pode sempre "querer" ter uma ereção.
2. As mulheres não têm orgasmos.
3. Os orgasmos clitorianos e vaginais são muito diferentes.
4. As mulheres que têm orgasmos múltiplos são "anormais" ou "ninfomaníacas" (mulheres com desejo sexual excessivo).
5. Durante a menopausa, as mulheres não atingem o orgasmo.
6. Os orgasmos simultâneos são necessários para a conceção e a compatibilidade sexual.
7. O coito deve ser evitado durante a gravidez.

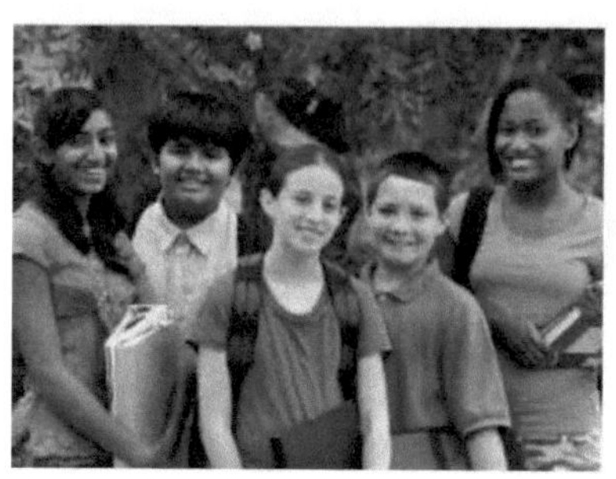

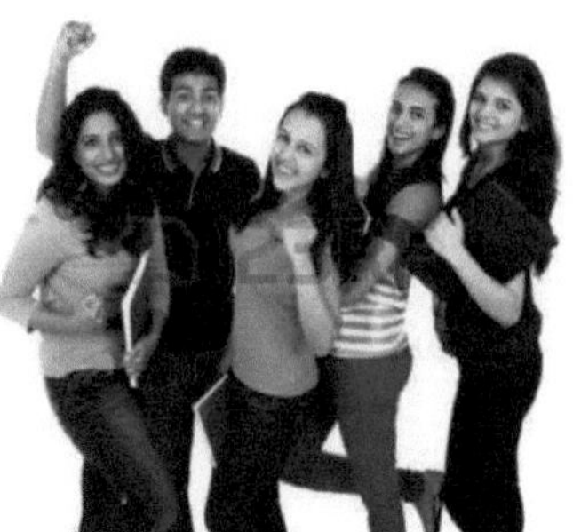

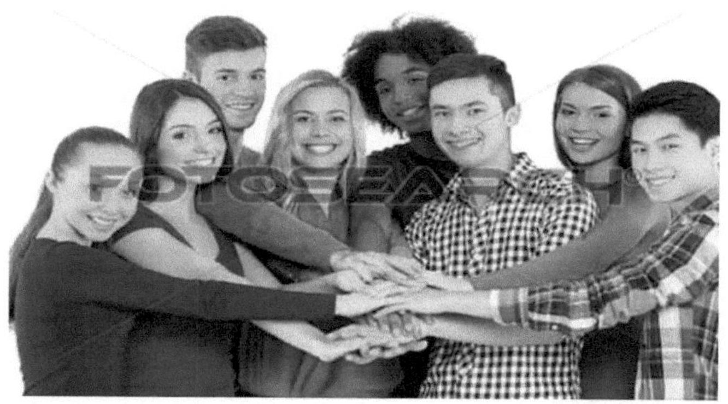

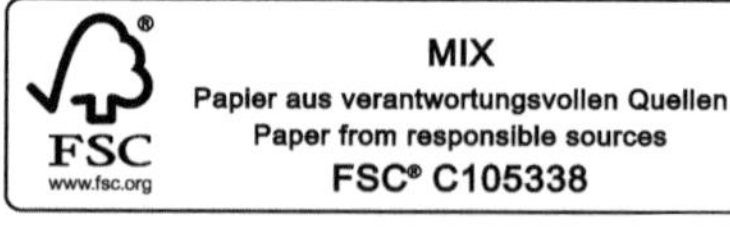

Printed by Books on Demand GmbH, Norderstedt / Germany